读客® 家庭健康必备书

实用，有效，安全

权威指导
家庭必备

秋冬进补好 来年生病少

中国家庭秋冬进补指南

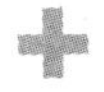

老中医 陈惊蛰 著
中华人民共和国医师编号：
341440823000002

廣東省出版集團
广东科技出版社
·广 州·

图书在版编目(CIP)数据

秋冬进补好，来年生病少：中国家庭秋冬进补指南 / 陈惊蛰著. —广州：广东科技出版社，2013.11

ISBN 978-7-5359-6004-7

Ⅰ. ①秋… Ⅱ. ①陈… Ⅲ. ①补法—基本知识 Ⅳ. ① R243

中国版本图书馆 CIP 数据核字（2013）第 233081 号

Qiudong Jinbuhao, Lainian Shengbingshao : Zhongguo Jiating Qiudong Jinbu Zhinan

责任编辑：马霄行
特约编辑：读客朱华怡　读客梁余丰
封面设计：读客罗远生
责任校对：盘婉薇　冯思婧　谭曦
责任印制：罗华之
出版发行：广东科技出版社
（广州市环市东路水荫路 11 号　邮政编码：510075）
http: //www.gdstp.com.cn
E-mail: gdkjyxb@gdstp.com.cn（营销中心）
E-mail: gdkjzbb@gdstp.com.cn（总编办）
经　　销：广东新华发行集团股份有限公司
印　　刷：北京盛兰兄弟印刷装订有限公司
（北京市大兴区黄村镇西芦城黄鹅路西　邮政编码：102612）
规　　格：680mm × 990mm　1/16　印张 12.75　字数 170 千
版　　次：2013 年 12 月第 1 版
2013 年 12 月第 1 次印刷
定　　价：29.90 元
如有印刷、装订质量问题，请致电 010-85866447（免费更换，邮寄到付）

目录

第一章 秋冬进补，千万别补错！

第二章 进补之前，先养好脾和胃

第三章 秋天进补，多吃润肺的食物

第四章 冬天进补可以不吃肉，吃素也能大补

第五章 冬天吃肉别盲目，搭配好才能进补好

第六章 对照九种体质，找到最适合你的秋冬进补方

第一章

秋冬进补，千万别补错！

秋冬是一年之中最适合进补的两个季节，每逢秋冬时节，家家户户都忙着进补各种食物或药物。但是秋冬进补有不少学问，您真的补对了吗？

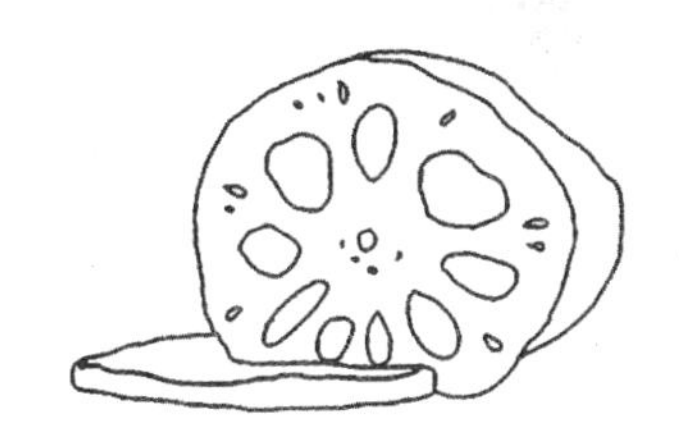

◎为什么要秋冬进补？秋冬进补最“划算”

民间俗话说：“秋冬一进补，春天能打虎。”秋天和冬天是一年中最适合进补的两个季节，在秋冬季节进补事半功倍。

人上了年纪后，身体逐渐变差，大多会出现一些“虚”的症状。《黄帝内经》说：“老者之气血衰，其肌肉枯，气道涩。”衰老是人体的自然现象。有的人气虚，会出现头晕无力、倦怠懒言、胸闷气短、容易出虚汗、失眠健忘、食欲不振等症状；有的人血虚，会出现面色苍白、头晕目眩、四肢麻木、大便干燥等症状；更常见的是，很多老年人都有点肾虚。肾气亏虚是衰老的主要原因，老年人大多都有肾虚的毛病。俗话说：“人老腰先老。”很多老人弯着腰走路，还经常腰腿疼，这便是肾虚的症状。

身体有了虚证，该怎么办呢？《黄帝内经》说：“实则泻之，虚则补之。”老年人身体虚弱，就应当相应地“补”。所谓“药补不如食补”。《千金要方》云：“凡欲治疗，先以食疗，既食疗不愈，后乃用药尔。”意思是如果食物可以治好疾病，就尽量别吃药。因此，对于那些没有明显病症，虚证也不是很厉害的人，平时多吃一些进补的食物是最好的办法。

那么，是不是一年四季都适合进补呢？我见过一些热衷于进补的老年人，不知道从哪里搞来一大堆蛇酒、羊鞭酒这类大补的补药和药酒，一年四季，每天都要吃上一点药，喝上一点酒，持之以恒，觉得这样就能大补了。这样的做法对吗？

进补有一个时机问题。如果真有老年人一年四季都坚持吃相同的补药，恐怕他会遇到这种情况：在炎热的盛夏，他吃了补药后会感到浑身燥热、口干舌燥、大便干结，甚至还会流鼻血；等到了寒冷的冬季，他又会觉得这些补药不太管用，吃了以后浑身还是冷冰冰的，身体仍旧虚弱，没“补”过来。

为何会出现这种情况呢？

要知道，人生在天地之间，和自然万物是融为一体的，用《黄帝内经》的话说：“天地之间，六合之内，其气九州、九窍、五脏、十二节，皆通乎天气。”养生的秘诀在于，人的生活作息应当顺应大自然的变化，而不是忤逆自然，这样才能得到长久的健康。正如古人说：“人与天调，然后天地之美生。”大自然一年有四个季节，四个季节温度不同、气候不同、万物的生长规律也不相同。人体的生理变化和这四个季节是相对应的，一年四季中，人的生理状态、养生规律也都不相同。万物在四时中的规律是“春生，夏长，秋收，冬藏”。人在一年中的进补和养生，也要符合这个规律。

夏季是阳气生发的季节。正常的人在夏季非但不缺阳气，反倒容易阳盛，生燥火。如果在夏季喝蛇酒、羊鞭酒这类大补的药酒，结果肯定是燥热上火，很容易产生口干舌燥之类的上火症状，反倒伤害身体。夏季适合“清补”，吃一些清热祛火的食物，才对身体好。民间传统意义上的“大补”“滋补”是不适合春夏两季的。

秋冬两季正好相反。秋天一扫盛夏的暑热，日照时间越来越短，天气逐渐凉爽。果木各自成熟，花草开始凋零干枯。这些现象，都表示着大自然的阳气开始收敛。秋季的特点即为“收敛”，就是所谓“秋收”。

冬天万物枯萎，动物纷纷躲进洞里避寒，植物要么被埋在地下，要么化作坚硬的种子。如果下了大雪，更是把万物都埋藏在了积雪之下。这个情景，就好像万物都躲藏了起来。冬天的特点即为“收藏”，就是所谓“冬藏”。

秋冬二季的特点是“秋收冬藏”，是阳气逐渐收敛、储藏的过程。人体的变化也符合“秋收冬藏”的特点。到了秋天，人体的阳气渐渐收敛；到了冬天，人体的阳气会收藏起来，休养生息，等到来年开春阳气生发的时候，再重新绽放生机。

秋冬时节，人体的阳气像是一个正在孕育能量的种子。秋冬养生，好比细心呵护这个种子。如果能在秋冬季节把身体养好了，把营养补足了，让阳气在身体里充分休养，那么来年一整年都会是精精神神的。如果在秋冬季节不重视进补，甚至过度损耗阳气，就好比庄稼汉没能保存好种子。种子不好，来年不管怎么呵护，也不可能会有好的收成了。

秋冬进补，不需要天天都补、顿顿都补，进补的次数并没有严格的限制，只要在平时方便的时候，食用一些有进补功效的食材即可。秋冬两季算下来，只要进补十几次、二十几次就可以起到很不错的进补效果。这几十次的进补，能换来一整年的身体健康。因此，在各类养生法中，秋冬进补是最经济、最“划算”的一种了。

秋天和冬天这两个季节补好了，就能改变身体虚弱的状态，让身体变得强壮。因而民间俗话说：“秋冬一进补，春天能打虎。”利用秋冬时节充分进补，可以让身体第二年一整年都从中受益。

◎秋冬进补好了，来年就不容易生病

俗话说：“三九补一冬，来年无病痛。”身体虚弱的人如果能在秋冬时节恰当地进补，来年一整年都会是健健康康的。

有些老年患者和我说：“人老了什么都怕。一年里就怕到了秋天，这秋风一来，身子就开始打哆嗦，门儿也不敢出，窗户也不敢开了。你瞧这春天多好啊，太阳暖洋洋的，晒在身上多舒服，在外面坐上大半天都不想回家。”

怕冷，是很多老年人共同的特点。之所以会怕冷，是因为人衰老之后，新陈代谢减慢，很容易形成气血不足的体质。气血负责给身体各处提供能量，气血不足，便不能温养经脉，因此人就会感到寒冷。

但是，事情都是有两面性的，秋冬两季在身体虚弱的老年人看来非常可怕，但从养生的角度看来，却是这些老人非常难得的治病时机。

每年到天凉的时候，我总会劝慰那些怕冷的老年人从另一个角度来看待冬季："你虽然怕冷，但你身体的虚证其实更怕冷。秋冬是老年人一年中唯一适合治疗虚证、滋补强身的时节。"越是身体虚弱的老年人，越应该重视秋冬季节。在其他季节中，老年人的这些虚证反倒不好治疗了。

很多滋补的食物和药物，不适合春夏食用，只适合秋冬进补。如荔枝、桂圆、大枣以及大部分的肉类，都是偏温热而不是寒凉的，更适合在秋冬进补。而且根据"春生，夏长，秋收，冬藏"的四季特点，秋冬进补更符合人体在四季中的生理规律。如果在夏季大补温热的食物，人反而会由于燥火过剩，而生出种种疾病。在寒冷的冬季进补，不仅不用担心会生病，还能够帮助虚弱的身体抵御冬天的寒气。俗话说："一年之计在于春。"这句话指的是，对农业生产而言，春季最为重要。但对老年人进补来说，改成"一年之计在于冬"才最为恰当。

俗话说："三九补一冬，来年无病痛。"这句话就是针对那些身体虚弱的人来讲的。试想那些青壮年，他们冬天未必进补；大多数普通人也不过是粗茶淡饭过一冬，可来年仍旧是一副健康的好身体。对于他们来说，秋冬不进补，暂时没有什么大碍。但对于那些身体本身就虚弱、必须进补的老年人来说，如果在秋冬季节没能来得及好好进补，那么来年的春天就比较麻烦了。一方面是虚弱的身体没有得到调养；另一方面，如果选在春夏进补，则会由于春夏阳气生发而加重内火。这两种情况都会导致疾病的发生，这都是没有利用好秋冬季节充分进补的结果。

如果身体虚弱的人能在秋冬季节通过进补把虚证调理好，来年就不会面临两难的境地了。这便是“三九补一冬，来年无病痛”的道理。

有各种虚证的老年人，应当好好珍惜秋冬季节，一旦天气转凉，就可以开始规划进补的方案了，趁天寒的时节，多吃一些温热的补药。如果不能充分利用秋冬时节进补，错过了这一年一度的调养机会，到了来年，身体可能会变得更加虚弱了。

◎秋冬补品不能乱吃，要吃就吃补阴的食物

《黄帝内经》说：“春夏养阳，秋冬养阴。”秋冬并非什么补品都可以吃，要吃就吃补阴的食物。

人们都知道秋冬应该进补，但是很多人不知道秋冬到底应该补些什么。有些老年人平时会储存一些补品、保健品或药酒，等到入秋了，就把它们拿出来吃一吃、补一补；等到春天来临，再把没吃完的补品都存起来。他们以为这样做就是正确的进补方法，其实这是不对的。

俗话说：“进补如用兵，乱补会损身。”进补和吃药一样，讲究方式方法，不能乱补。在进补前，应当先看一看自己准备吃的补品是补阴气的，还是补阳气的。不同功效的补品，吃的时候是有所区分的。

阴阳是中医学最基础的概念。万事万物都有“阴”和“阳”两面。打个比方，山峰总有向阳的一面，也有背阴的一

面，阴阳两面共同构成了高山，缺一不可。人体也是一样，人体中同时存在阴阳二气，二者也缺一不可。《黄帝内经》云：“人生有形，不离阴阳。”在阴阳二气共同的作用下，人体才能保持健康。如果人缺乏阳气或者缺乏阴气，都可能引起疾病。

如何分辨自己是缺阳气还是缺阴气呢？

有的人很怕冷，还没到冬天他就穿上了厚衣服，晚上睡觉的时候，他要盖厚被子，手脚还总是冰冷；夏天天很热，别人吹电扇、吹空调，他不吹，一吹就头疼，浑身打哆嗦。这种体质，是阳气不足的表现。

有的人很怕热，冬天也不穿太多的衣服；夏天非常贪凉，喜欢把空调的温度调得很低，喜欢吃冷食，喜欢洗冷水澡；平时容易口干舌燥、心情烦躁。这种体质，是阴气不足的表现。

这两种体质，都是身体中阳气和阴气没有调节好的结果，拥有这类体质的人，比别人更容易生病。

想要健康、不生病，首先应该把身体中的阳气和阴气都调节好。中医养生的最终目的，就是调和阴阳，使身体达到阴阳平衡的状态，正所谓“阴平阳秘，精神乃治”。

调和阴阳，和季节也有关。大自然和人一样，也有阴阳二气。随着一年时节的变化，大自然的阴阳二气在不断地此长彼消：春夏阳气生发，阴气收敛；秋冬阳气收敛，阴气生发。这是大自然阴阳变化的规律。人体的阴阳二气，和大自然变化的规律是一样的。春夏二季，人体内的阳气也会不断生长茁壮，阴气慢慢收敛；到了秋冬二季，则是阴气生长，阳气收敛。

《黄帝内经》上说：“夫四时阴阳者，万物之根本也。所以圣人春夏养阳，秋冬养阴，以从其根；故与万物沉浮于生长之门。逆其根，则伐其本，坏其真矣。”这段话的意思是：四时阴阳的变化是万物的根本。有道之人养生，要做到“春夏养阳，秋冬养阴”，顺应大自然的变化，才是养生的根本规律。如果违背了“春夏养阳，秋冬养阴”这一规律，那么就等于违背了养生的根本，人也就很难保持健康了。

《伤寒论》也说：“此君子春夏养阳，秋冬养阴，顺天地之刚柔也。”《本草纲目》中也讲到：“圣人春夏养阳，秋冬养阴，以从其根，二气常存。”其中“二气”，说的就是阴阳二气。这两句话的意思是，如果能做到“春夏养阳，秋冬养阴”，阴阳二气就可以在人体内和谐长存，人就可以常保健康。

据记载，在苏北地区曾经有一位很厉害的老中医，他号称“夏不诊阴虚，冬不疗阳虚”。在冬夏两季，他几乎要把来看病的患者轰走一半。譬如在冬天，来了一个阳虚的病人，他是不管治的，叫病人等开了春再来。他说，时节不对，治也是浪费钱。这便是“春夏养阳，秋冬养阴”的极端例子。进补，也应该符合这样的规律。

秋冬时节，人体内阴气生长，正是补阴气的好时节。**秋冬进补，重点应当补阴，而不是补阳。**如果不分季节，不分阴阳，各种补药一味地乱吃，进补的效果就会差很多了。

日常饮食中，补阴的食物有哪些呢?

小麦、绿豆、莲藕、银耳、番茄、鸭肉、鸭蛋、鸡蛋、猪肉、牛奶、羊奶、大豆、芝麻、苹果、香蕉、甘蔗等，这些都是比较常见的补阴的食物，在秋冬两季应当多吃。

而小米、桂圆、大枣、核桃、红糖、莲子、薏苡仁、韭菜、菠菜、虾、鱼、海参等，这些则是常见的补阳的食物。这些食物在秋冬季节并非不能吃，有些食物因为还有补血、补气的作用，故更是要多吃。还有不少补阳的食物性温热，对于身体虚弱的老年人来说，秋冬季节吃一些，可以起到御寒的作用。但总的来说，补阳的食物在秋冬季节的滋补效果要比补阴的食物稍差一些。如果两种食物的性质差不多，一种能补阴，一种能补阳，那么不妨选择补阴的食物。

◎进补食物并非越贵越好，便宜的食物更养人

并非越贵的食物越补。往往最便宜的应季食物，进补效果是最好的。

我记得小时候，家里人生了病，一律去找村里的中医大夫看。虽然距离县医院不远，但是除非是遇到中医大夫治不了的病，否则很少有人会去县医院看西医、打点滴。这并非因为农民“封建”“没文化”，农民的想法很朴实：和县医院的西医相比，赤脚医生开出来的中医药方要便宜得多。

过去，便宜是中医的一大优势。当年我的老师看病，常常是几毛钱一包的草药，几分钱一次的针灸，就可以治好一个痛苦的病人。我的老师还经常不给病人开药，叫病人回去买根萝卜、抓把米，用简单的办法，自己熬制成药。那个年代行医不讲赚钱，很多病人一分钱不花就把病治好了。

但是今天，中医比西医便宜的优势越来越不明显了。不得

不说，社会上出现了一些不良风气，有的中医大夫开一次药就要上百块钱。病人如果质疑要价，大夫就点点里面的原料：瞧瞧！里面有人参、鹿茸、燕窝，都是好东西，吃去吧！

有些医生贪钱，但也有些病人只认名贵药材，不愿意吃便宜药。医生开的药越名贵，他认为越有效。在进补养生的时候，也存在类似的误区。有的人一说到进补，立刻想到的是人参、鹿茸、冬虫夏草这些名贵的药材，要么就想搞点鹿鞭、熊胆、虎骨这些稀罕的东西，配点稀有的药方。在他们的潜意识里，越是稀有的药材、药方，越能大补。

这是一个错误的观念。药物是不是有疗效，要看有没有用在正确的地方，和药物本身的价格无关。很多常见的疾病，生活中最便宜的食物就能够治疗。那些名贵的药材，用错了地方一样可以杀人。《黄帝内经》云："五谷为养，五果为助，五畜为益，五菜为充，气味合而服之，以补精益气。"谷物、肉食、蔬果，这些都是最普通的食物，同时也是最好的药物，而且常常是越便宜的食物，疗效就越好。

您去菜市场看一看，那些最多、最便宜的菜，可能就是您所需要的补药。一方面，菜市场里最多的菜大多是应季的菜。养生要顺应天时、顺应自然，应季的菜是最顺应自然的。另一方面，便宜的菜最"干净"。我现在给病人开药的时候，如果病人是去别的医院拿药，我一般不给他们开人参这类价格昂贵的药材。这是因为，名贵的药物利润大，生产这些药物的人也就会多花一些"心思"。现在科学发达了，有人工照明、人工控温，有激素，有农药，有各种生物化学设备，很多名贵药材都不是在自然状态下生长的，说不清楚这些药物在生长的过程中受到了多少人为的干扰。药材的药效是否会改变？是不是有奸商以次充好？这些都是说不准的。

便宜的蔬菜不会有这些问题。我给您算笔账，菜市场上，应季的蔬菜大多一两块钱一斤（1斤=500克）。这可不是农民能拿到手的价格。这一块多钱里，有菜市场小贩的利润，有地方批发商的利润，有运输公司的利润，有营业税，有卫生费，有农贸市场的进场费、管理费，有运输所需的油钱，有高速公路的过路钱……刨去这中间的层层开销，落到种地的农民身上，一斤蔬菜能赚到一毛钱就不错了。一亩地一万斤大白菜，最好也就能赚个一千块钱。再刨去种子钱、农药钱、化肥钱、人工钱，一亩地最后能赚几个钱？菜农顶着烈日狂风在地里辛苦了几个月，不能不给自己留点钱吧？那您想，这么种地，谁舍得往地里放激素、给萝卜打针加点甜味素、买点染料给白菜上个色什么的？赔不起啊！您可能听说过假冒的名贵药材，但您应该没听说过假冒的土豆萝卜吧？这才吃着放心。

更重要的一点是，很多名贵药材药力猛，副作用也大。《黄帝内经》云："大毒治病，十去其六。"药力猛的药物不能多吃。吃人参、鹿茸固然可以救人，但也会给身体带来伤害，不是长久之计。而且很多名贵药材副作用大，吃人参不当，有的人会流鼻血，会头晕脑涨，但要是换成了吃萝卜，吃多了不过是多打几个饱嗝，对身体无害。

进补前，要先摆正观念，并非越贵的补品效果越好。**只要选用的材料能符合季节规律和病人的体质，最便宜的食材也可以起到良好的进补效果。**

◎秋冬进补别太急，感到寒意时再进补

当身体感到寒意时，就可以开始秋冬进补了，阳历10月1日前后是一个合适的日子，喝碗山茱萸粥，冲壶菊花茶，对养生都大有好处。

秋天应该什么时候开始进补？我们小区里有两位老人家曾经为这个问题吵得不可开交。一个认为，进补应当从“立秋”那一天开始，因为按照“二十四节气”，“立秋”是秋季的第一个节气。他认为，“二十四节气”和中医学都是我国的传统文化，中医讲的“秋季”，当然应该按照“二十四节气”来计算。另一位老爷爷不同意，他认为秋天进补应当从“秋分”那一天开始。他认为，立秋的时候天气太热，还不能算是秋天。真正的秋天，应该从秋季中间的“秋分”这一天算起。

两位老人家都是固执的人，吵来吵去谁也说服不了谁。一位老人拿出了历法书，论证立秋那天标志着秋天正式开始；另

一位老人拿出了中医书，坚信只有到了秋分，才算真正到了进补的季节，之前的几个节气都不算数。老人家们吵得可爱，一度成为小区里的热门话题。有一天，我在小区里闲聊的时候，听到了这件事，一起聊天的人问我："您说，到底哪天算是入秋了呢？"

我连忙摇头。我又不是做挂历的，我哪知道啊！

可是，别人要是问我："秋天进补，应该从哪一天开始？"我该怎么回答呢？这个问题，其实我也不会回答。在我的记忆中，好像没有一本中医典籍记载过"某月某日是秋天，该如何进补"之类的话，中医学家也不会说这样的话。因为中医治疗不会死板地规定进补的日期，而是讲究"因时、因地、因人"制宜的原则。

"因时"，指的是用药要根据天时进行调整。比如前面说过，盛夏要避免食用温热的药物或食物，隆冬则要避免食用寒凉的药物或食物。否则，药性和气候相冲突，原本能治病的药，可能反倒会害人。

"因地"，指的是在同一个时节里，地理环境不同，人的身体状况也会不同。比如，同样是立冬这一天，东北和海南的气候显然不一样。东北已经有了寒意，在药物饮食上要注意偏重温热；海南的气候还似盛夏，饮食、用药需要偏重寒凉，不能一概而论。

过去，媒体没有现在这么发达，过往旅客也没有现在这么多，中医大夫只需要治疗周边县市的病人，因此他们一般不会讲"因地制宜"，只讲"因时制宜"，只要熟悉了本地一年四季的气候特点，就能给病人看好病了。

但如果是面对全国的患者，“因地制宜”的原则就非常重要了。从全国范围来讲，“秋天什么时候开始进补”其实是一个伪问题，根本无从回答。患者居住的地理位置不同，秋冬开始进补的时间自然也不同。

回答这个问题最简单的办法，就是根据当地的天气进行判断。当天气开始转凉，人们不再为暑热烦恼，反倒觉得有必要加几件衣服了的时候；当某一天出门时觉得凉飕飕的，偶尔会冻得流鼻涕的时候，这就是可以开始秋冬进补的日子了。其实，在这个时节之前，很多人已经开始想吃肉食了，这是身体对于气温变化自然而然的反应，不用我们自己判断，身体已经替我们发出了信号：到了应该进补的季节了。

如果一定需要一个具体时间的话，在中国大部分地区，阳历10月1日前后是个不错的日子。的确，从节气上来说，从“立秋”开始，已经算是进入秋天了。但是立秋是在阳历8月7日到8月9日，这个时候暑气还很重，吃些寒凉的食物避免中暑比吃些温热的食物进补更为重要。立秋之后，虽然气温逐渐下降，但是在很多地区，还有可能会出现气温回升的情况，称为“秋老虎”，这段时间也不适合进补。到了阳历10月1日前后，中国大部分地区的气温已经比较低了（当然，还有局部地区气温较高），人们已经感觉到了寒意，并且很少会有气温回升的可能。因此，在阳历10月1日前后进补，时机就比较合适了。

古人早有类似的论述。孙思邈在《千金翼方·养老食疗》中说：“夏至以后，秋分以前，勿进肥羹，酥酒酪等，则无他矣。”可见，孙思邈就是以“秋分”作为开始秋冬进补的时间。“秋分”是在阳历的9月22日到9月24日，和阳历10月1日处于同一个时间段。而且，阳历10月1日前后，有我国的传统节日重阳节（阴历九月初九），很多地区都有在重阳节这天登高、喝菊花酒的民间习俗。

关于这个习俗，有一个民间的传说。相传古代的时候，有个瘟魔到处肆虐，百姓非常害怕。有一位懂得法术的高人告诉百姓，九月初九这一天，瘟魔又要出来作乱了。他让百姓在这一天都到山上避难，并且每人要喝一点菊花酒，还要拿着一片茱萸叶。等到九月初九这一天，瘟魔果然出来作乱，它看到百姓都站在高高的山上，气得哇哇大叫。瘟魔想要冲上山，却被菊花酒和茱萸叶的味道吓得不敢前进。这时，高人拔出宝剑，杀掉了瘟魔，从此百姓再也不用担心瘟魔作乱了。这个传说在南朝梁代吴均的《续齐谐记》中有类似的记载。

以我们现在的知识判断，瘟魔云云，都是古人的神话传说，不是真事。但从这则传说中，我们可以猜出重阳节习俗的来历多半和预防疾病有关。重阳节正好是开始降温的时节，从重阳往后，寒气越来越重，如果不注意预防，人们就容易得和寒邪有关的疾病。在和疾病斗争的过程中，人们经过不断的尝试，总结出了户外锻炼（登高）、喝菊花酒和插茱萸可以预防疾病的经验。

茱萸有山茱萸和吴茱萸之分，两者虽然同名，但属于两种不同的药材，其进补功效也不同。山茱萸补益肝肾，涩精固脱；吴茱萸散寒止痛，降逆止呕。《本草纲目》云：“山茱萸，主治心下邪气寒热，温中，逐寒湿痹。”这是说山茱萸可避寒邪。

《本草纲目》说菊花“久服利血气，轻身耐劳延年”。菊花是传统养生的良药，相传慈禧太后就喜欢吃菊花。据说每年到了菊花盛开的时候，慈禧太后都要吃菊花火锅。先把菊花摘下来漂洗干净，然后在吃火锅的时候，在热汤中放入洗干净的菊花瓣。食材中增加了菊花的香味，食用时格外清香。

> **山茱萸**
>
> 性味归经：味酸，性微温，归肝、肾经。
>
> 进补功效：补益肝肾，收敛固涩。
>
> 进补方式：山茱萸粥。

山茱萸和菊花，是阳历10月1日前后适合进补的食材。山茱萸是树上的一种果实，虽然属于中药材，但也可以当作一般的食材食用。适合老人食用的做法是做成山茱萸粥。米粥是易于消化、滋养脾胃的食物。用山茱萸煮粥，不仅味道鲜美，在进补的同时还滋养了脾胃，非常适合初秋食用。

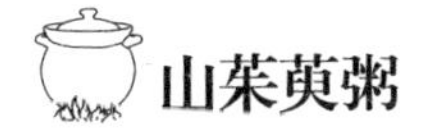

山茱萸粥

原料：山茱萸20克，粳米150克，白糖适量。

做法：山茱萸洗净（如果是鲜山茱萸，则需要去核，如果是干山茱萸，则需要提前用水浸泡），将粳米淘洗干净；两者入锅，锅中加水，用旺火烧开，再改用小火熬成黏稠状，适当凉一凉就可以食用了。为了增加味道，也可以加入少量的白糖。

用菊花进补，可以把菊花制成菊花茶。现在市面上直接有晾晒好的菊花茶供人选用。也可以自己购买干菊花粒，做法也很简单。

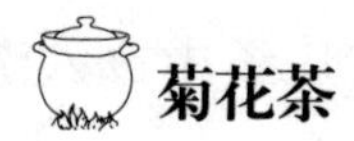

菊花茶

原料：菊花4～5朵，冰糖适量。

做法：茶壶中放入菊花，倒入开水，盖上壶盖，待菊花泡开、茶水变色以后，就可以饮用了，也可以放少许冰糖增加味道。

> **菊花**
>
> 性味归经：味甘、苦，性微寒，归肺、肝经。
>
> 进补功效：疏散风热，平肝明目，清热解毒。
>
> 进补方式：菊花茶。

菊花偏寒凉，脾胃虚寒的人喝了以后可能会感到肠胃不舒服。如果出现这种情况，可以试着在茶水中放入一些枸杞子。并且注意，一天不要喝太多的菊花茶，也不要长期连续饮用。

从阳历10月1日或者阴历重阳节以后，就可以逐步开始进补了。不妨喝一碗山茱萸粥，再冲一壶菊花茶，清肝明目、生津止渴，对养生大有益处。

◎天气冷了，还能吃“凉”食吗？

食物有寒、凉、温、热四种性质。秋冬季节应当多吃温热的食物，少吃寒凉的食物。

有一个年轻的女孩经常痛经，而且痛得非常厉害。她看过西医，西医检查不出什么毛病，我们中医大夫一看就发现，其实毛病出在她的饮食习惯上。她特别喜欢吃橙子、柚子、香蕉这些水果。这本来是一个好习惯，这些水果都是好东西，尤其是橙子、柚子里含有大量的维生素C，可以延缓衰老，淡化色斑，女孩子应该多吃。但是，这个女孩子忽视了这些食物的中医属性，她不应该在例假期间吃这些。

食物有寒、凉、温、热四种属性，另外还有一种平和的食物称为“性平”。通过这五种属性，我们能对食物、药物的功效进行初步的分类。这是一种非常方便的分类方法，食物和药物种类太多了，谁都背不下来，遇见一种新食物，我们该不该吃呢？可以先看看它的性味归经，知道它性是什么、味是什么，那么对这种食物的益处、害处就会有一个大致的了解，在吃之前心里就多少有点数了。

如果不会根据食物的性味归经去吃，随便乱吃，就容易吃出病来。那个女孩子喜欢吃橙子、柚子、香蕉，这些食物有一个共同点，就是它们都属于寒凉的食物。寒凉的食物不适合在女子例假的时候吃。所谓“血得热则行，得寒则滞”，例假期间吃了寒凉的食物，经血凝滞不通，就会引发痛经。根据这个女孩的症状，初步判断正是寒凉的饮食习惯导致了她的痛经。我建议她不要在经期吃寒凉的食物，改吃温热的食物，还要注意腹部的保暖，促进经血运行。采取了这些措施后，女孩痛经的毛病果然好转了。

寒凉和温热，是食疗时选择食物的重要依据。夏天天气炎热，人们容易口干舌燥、头晕、恶心、心情烦躁，这是因为夏天温度高、湿度大，热邪、湿邪容易侵犯人体。在这样的天气里，人应该吃寒凉的食物，少吃温热的食物，以祛除暑气。比如吃西瓜，就可以防暑降温。但如果大热天非要吃羊肉，那就会越吃越燥，身体各种不舒服的毛病都出来了。

秋冬季节正好相反。秋冬天气寒凉，身体虚弱的人容易受到寒邪而生病。因为这个原因，在秋冬季节里，人应该多吃温热的食物，少吃寒凉的食物。可以多吃炖肉、大枣、辣椒一类的食物，增加身体抵抗寒冷的能力。如果非要反其道行之，大冷天的吃冰镇西瓜，那多半会拉肚子。

不过，秋冬要多吃温热的食物，只是一个笼统的说法。食物的温、热、寒、凉好比我们用来调整人体温度的“空调”，要根据环境温度的变化和个人体质的不同随时调整。如刚刚进入秋天的时候，天气还比较炎热，气温接近夏天，此时不能着急吃温热的食物，而要像夏天一样多吃一些寒凉的食物。再比如，到了冬天的时候，人们喜欢多吃辛辣、肥腻的食物，但很多人家室内温度比室外高，结果反倒上火了。这时候也不能再吃温热的食物了，而是要视身体的接受程度，适当吃一些偏寒凉的食物来清热祛火。

秋冬进补，除了要多吃补阴的食物以外，还要注意天气环境和自身体质的变化，在寒冷的环境里多吃性热、性温、性平的食物，在温热的环境里适当吃一些性寒、性凉的食物。

温热的食物，典型的有牛肉、羊肉、辣椒、韭菜、生姜、荔枝、桂圆、木瓜、核桃、红糖、人参、肉桂等。在寒冷的天气里，为了祛除寒气，可以适当多吃这类食物。

寒凉的食物，典型的有鸭肉、番茄、菠菜、冬瓜、黄瓜、苦瓜、西瓜、梨、橙子、香蕉、柚子、菊花、沙参等。在气温或者室内温度较高的时候，也可以适当吃一些寒凉的食物，只要不贪吃，食用后没有明显不适，适当吃一些也没有关系（女子在经期、孕期、哺乳期除外）。如果生活环境非常寒冷（如北方秋冬交替、没有暖气的时候），对于畏寒怕冷的人来说，这类食物就应该少吃或者不吃了。

有一个虽然不是很准确，但是比较简单的方法，可以区分性凉和性温的食物。一般来说，性寒凉的食物水分较多，吃到肚子里有冰凉的感觉；性温热的食物，口味辛辣、甘甜的较多，吃到肚子里有暖暖的感觉。如果有人脾胃怕凉，冬天没盖好被子就容易大便稀溏，那么他吃了寒凉的食物，多半会感到腹部不舒服；吃了温热的食物，则会感到暖和舒适。另外，食物的温度也和寒凉有一点点关系。盛夏吃的食物温度要稍低一些，避免吃滚烫的食物；寒冬吃的食物温度要稍高一些，不要吃冷食。夏天吃凉菜很解暑，到了冬天，凉菜就要适当少吃一些了。相反，热腾腾的炖煮菜则非常适合在冬天食用。

第二章

进补之前，先养好脾和胃

秋冬进补就是大吃特吃？不，进补千万不能太着急，进补之前，先得养好脾和胃，脾胃健康了，进补才事半功倍。

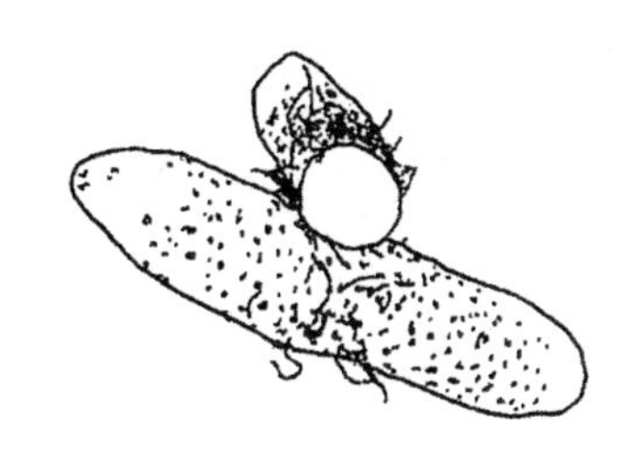

◎早晨一碗粥，饭前一碗汤

“脾胃为后天之本”，开始进补前，不要吃太油腻的食物，应当先喝粥、喝汤养脾胃。

进入秋冬季节以后，因为脾胃问题来看病的老年人越来越多。很多老年人一到秋天，就会出现消化不良、腹痛、腹泻等症状，有经验的医生会直接询问这些老年人近期的饮食习惯。一般来说，他们近期的饮食大多有油腻、辛辣的偏好。有些老年人其实不喜欢吃油腻、辛辣的食物，但是他们相信了一些进补的土方子，说秋天要多吃油腻的食物等，于是勉强进食，从而导致脾胃负担太重，出现了各种消化系统疾病。一言以蔽之，这些老年人腹痛、腹泻，大多是进补操之过急的缘故。

秋冬季节，天气寒冷，人们的确应当吃一些油腻、辛辣的食物，这些食物不仅可以御寒，还可以补气血。但是，这些食物也有坏处。无论是油腻还是辛辣的食物，都要先经过人的脾胃消化，才能最终起作用。这对脾胃来讲，是一个不小的考验。

年轻力壮的人，脾胃强健，吃油腻、辛辣的食物不算什么。不少年轻人天一变冷立刻开始吃肉、喝酒，不仅不会觉得胃难受，没准还觉得这么吃浑身都是火气，在寒冷的天气里很是受用。但老年人就不同了，老年人身体虚弱，气血虚弱的同时大多还伴有脾胃虚弱。很多老年人平时就有消化不良的情况，在秋季，凉风吹着了肚子，就可能出现腹泻。油腻和辛辣的食物本来就不容易消化，加之老年人脾胃虚弱，更加容易消化不良。吃了油腻的补品，身体非但不能吸收营养，反而导致了脾胃的疾病，产生了腹泻之类的症状，这便是中医常说的“虚不受补”。

“虚不受补”在养生中是很重要的问题。所谓“脾胃为后天之本”，脾和胃主导着人体的消化功能，脾胃不好，人体的一切生理活动就无法运作，营养也吃不进去，药物也消化不了。所以，脾胃健康直接关系到后天人体的健康，是人的“后天之本”。

秋冬进补，首先要考虑的便是脾胃有没有能力承受补品。人的脾胃在秋天时常处于虚弱的状态。《黄帝内经》云：“脾恶湿，急食苦以燥之。”脾喜燥恶湿，夏季是非常湿热的季节，保养不当很容易伤及脾胃。举个小例子：夏天人容易食欲不振，不想吃东西，偶尔贪凉，吃了大量的冷食、冰镇水果，就会出现腹泻等症状，搞得好像肠胃在夏季特别难伺候，怎么吃都不痛快一样。这就和夏季的湿热伤及脾胃有关。经过一个夏天的“折腾”，到了秋天，人很容易脾虚，特别是身体本来就虚弱的老年人。如果在这种最为虚弱的状态下，吃了很多油腻的食物，脾胃消化不了，就会出现“虚不受补”的情况了。

因此，在初秋进补之前，身体虚弱的人，尤其是老年人，应该先调养好脾胃，改变脾胃虚弱的状态之后，才能开始进补。民间俗话说：“冬令进补秋垫底。”意思就是，秋天养脾胃是冬季进补的基础，基础没打好，冬季进补也就不能顺利进行了。

对于脾胃不好的老年人来说，进入秋天后，可以先吃一些米粥养养胃。

粳米

性味归经：味甘，性平，归脾、胃经。

进补功效：补中益气，平和五脏。

进补方式：米粥，可与不同食材搭配食用。

米是一种非常重要的食物。《黄帝内经》云：“夫五味入口，藏于胃，脾为之行其精气。”米可以同时给人体补充精和气。“精”和“气”是人体最基本的营养物质，繁体的“精氣”二字，其中都有一个“米”字。民间也有俗语说：“世间万物米称珍。”可见米对人体健康的重要性。

米还有突出的养胃功效，特别是米粥。陆游有一首称赞米粥的诗，说：“世人个个学长年，不悟长年在目前。我得宛丘平易法，只将食粥致神仙。”中医名家都认为米粥是养胃的好食物。《养生随笔》云：“每日空腹，食淡粥一瓯，能推陈致新，生津快胃，所益非细。”《本草纲目》里说，粳米粥能“利小便，止烦渴，养肠胃”。

米粥易于消化，营养丰富，特别适合脾胃虚弱的老年人食用。《养生随笔》云："粥能益人，老年尤宜。""老年有竞日食粥，不计顿，饥即食，亦能体强健，享大寿。"米粥很好煮制，只要取适量粳米，淘洗干净放入锅中，加入清水，用旺火烧开，然后改为小火熬制，直到粥变黏稠就可以了。粳米粥可以和很多食材一起搭配，如大枣、桂圆等传统的进补食物；也可以添加枸杞子、银杏等常用的补药；还可以在米粥中适当加入一些菜品，如豆类、瓜果等，营养更加丰富。

当天气刚刚转凉，不太热的时候，老年人可以坚持每天喝一碗大米粥，最好在早晨服用。孙思邈云："侵晨一盘粥，夜饭莫教足。"早晨喝粥，尤其养人。

除了大米粥外，其他种类的米粥也有很好的进补功效，如小米粥。《本草纲目》中说小米"煮粥食，益丹田，补虚损，开肠胃"，小米也是上好的养胃的食物。

饭前喝一碗汤，也是保护脾胃的好办法。民间俗语说："饭前喝汤，胜似药方。"这是很有道理的。从现代医学上来讲，先喝汤可以刺激肠胃在进食之前多分泌消化液，为进食做好准备。饭前喝汤还可以减少正餐的食量，达到"七八分饱"的健康饮食效果。

这碗汤除了注意油脂应当少一些外，其余不拘内容。可以根据口味，任意选择汤品，只要安排在饭前饮用即可。若想增强养胃的功效，可以选择有健胃功效的食材，如**山药**、**番茄**、**萝卜**、**香菇**、**猪肚**、**大枣**、**白扁豆**、**莲子**、**南瓜**、**莲藕**、**山楂**、**鱼类**等，所选范围很广。这里介绍两道比较经典的养胃汤品。

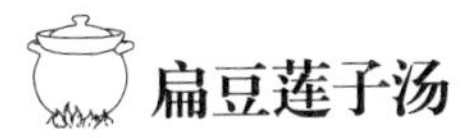

扁豆莲子汤

原料：白扁豆35克，莲子15克，白糖适量。

做法：将白扁豆和莲子肉放入锅中，加水炖煮，最后加适量白糖调味即可。

莲藕养胃汤

原料：新鲜莲藕1节，另备姜片、葱段、葱花、胡椒粉、盐各适量。

做法：莲藕洗净，切片，用盐腌制半小时，洗净；锅中放入高汤，放莲藕片、姜片、葱段，小火将莲藕炖到软烂，再加入适量盐或胡椒粉调味；莲藕炖好后，可在汤中撒入一些葱末。

只有初秋时把脾胃滋补好了，到了深秋和冬季，才能做好进补的准备。

◎长在地底下的食物能补脾

脾五行属土，吃山药、土豆、红薯、胡萝卜之类长在地底下的食物可以补脾。

以近几年我的临床经验来看，老年人在夏末脾胃不好是普遍现象，以至于到了这个季节来看病的老人，无论得的是什么病，我在开药前都要先询问他有没有脾胃问题。无论是让患者吃药还是食疗，都要先经过他脾胃的运化才能生效。如果患者的脾胃不好，那任何治疗都起不到很好的效果。

但我也遇到过脾胃很好的老人。我有一个老病号，年纪很大，虽然身体不大好，但是脾胃却特别好，不管是吃冷的还是吃不易消化的食物，肠胃都不出问题。别的老人到了夏季经常腹泻，他却没有因为肠胃问题而看过病。用广告里的话说，他是“冷热酸甜，吃嘛嘛香，身体倍儿棒”。

这位老人每次来门诊看病的时候，我总要拿他当榜样，说给其他老人听：“你们都应该学习学习人家的生活习惯，什么时候你们也能有人家这样好的脾胃，你们的病都能好一半了！”

这位老人家脾胃强健的秘诀是什么呢？

他是农村人。这几年，进城打工的农村人越来越多，很多田地都荒芜了，但是这位老人还坚持自己种地，每年都能收获大量的蔬菜和粮食。老人守着土地，吃着土地，日常的饮食就以田地产出的蔬菜瓜果为主。同那些天天大鱼大肉的城里老人相比，这位老人的饮食习惯更加健康，身体也就比城里的老人更好了。

但喜欢吃蔬菜瓜果还不一定就能调养好脾胃。因为有些蔬菜虽然对身体有益，但多吃其实会伤到脾胃，如黄瓜、苦瓜、茄子、芹菜等。这些食物性质寒凉，在盛夏食用可以抵御湿热的天气，但是吃多了容易伤及脾胃，脾胃不佳的老人不能一次吃得太多。

那位老人之所以能有好脾胃，是因为他年纪大了，无力打理全部的田地，因而在地里种了很多容易种植的块茎作物，也就是山药、土豆、红薯、胡萝卜这类长在地底下的食物。凑巧的是，这些都是健脾胃的好食材。老年人常吃这些食物，久而久之，就能拥有一副让别的老人羡慕的好脾胃。

健脾胃的食物有很多，大多数都是“长在地底下的”。这其实不是巧合，须知，自然万物，无论是植物、动物还是人，都是由大地滋养而生的。大地孕育了一切生命，大地是万物中最善于“滋养”的。从大地深处生长而成的果实，也常有滋养的功效，尤其善于滋养脾脏。脾五行属土，《黄帝内经》称为

"脾土"。由于五行对应的关系，在土地中生长的食物，最能滋养脾脏。

比如山药，《本草纲目》认为山药有"益肾气，健脾胃"的功效。而且山药性平，在一年四季都适合食用，是养脾胃的佳品。从西医的角度说，山药含有淀粉糖化酶、淀粉酶等多种消化酶，可以帮助消化，治疗消化不良。山药含有大量的黏液蛋白，可以保护肠胃，预防胃溃疡和胃炎，因此，山药也是西医推荐的治疗肠胃疾病的最佳食物。

山药

性味归经：味甘，性平，归脾、肺、肾经。

进补功效：补脾养胃，生津益肺，补肾涩精。

进补方式：煮粥，也可与肉类一起炖煮。

再如土豆，《本草纲目》认为它能"解诸药毒"，《湖南药物志》认为土豆能"补中益气，健脾胃"。西医认为，土豆不仅含有胡萝卜素和抗坏血酸等成分，而且含有大量的粗纤维，能促进排便。土豆中含有的抗菌成分还能帮助治疗胃溃疡。

红薯和胡萝卜也是养脾胃的佳品。《本草纲目》说红薯有"补虚乏，益气力，健脾胃，强肾阴"的功效。《本草纲目拾遗》说红薯可以"补中、和血、暖胃、肥五脏"。胡萝卜，《本草纲目》说它"下气补中，利胸膈肠胃"。

上述这些"长在地底下的"块茎食物都是健脾胃的好食材。而且，这类块茎食物还有一个优点，就是易于烹煮。这些食材可以在蒸或者煮后直接食用，也可以添加到各种菜肴中。很多地方的人们喜欢把山药、土豆、胡萝卜等食材和肉类一起炖煮。一是因为肉的味道鲜美，这些食材可以吸收肉的鲜味，不至于让肉味浪费；二是因为肉类油腻肥厚，不易于消化，对脾胃有一定的伤害，如果和健脾胃的块茎食物一起食用，能够中和对脾胃的伤害，实现合理进补的目的。

从健脾胃的角度来说，这些块茎食物最好的食用方法，还是煮粥。米粥本身就有良好的健脾胃的功效，如果能把山药、土豆、红薯、胡萝卜等食材切成小块，和米粥一起煮制，那么不仅能增加米粥的味道，还能丰富米粥的营养，加强滋养脾胃的功效。在盛夏结束之后，脾胃虚弱的老人最好能花连续一个月以上的时间，每天食用块茎食物和米粥，强健脾胃，为随后的秋冬进补做好准备。有条件的话，最好从立秋开始，整个秋天和冬天每天都能坚持食用加入块茎食材的米粥。调理脾胃是一件费工夫的事，坚持的时间越长越好。

保养脾胃，还要注意每顿不要吃得太饱，让脾胃多休息。《黄帝内经》云："饮食自倍，肠胃乃伤。"《养性延命录》云："不渴强饮则胃胀，不饥强食则脾劳。"每餐吃得过多，是导致脾胃受损的原因之一。其实，每顿吃得半饱，是有助于身体健康的。《吕氏春秋》云："凡食之道，无饥无饱，是之谓五脏之葆。"《饮膳正要》云："善养性者，先饥而食，食勿令饱。先渴而饮，饮勿令过。食欲数而少，不欲顿而多。"每顿饭吃到半饱就应当放下碗筷，尤其是晚餐，更不应当过量食用。孙思邈云："夜饭莫教足。"如果实在饥饿难耐，可以采取少食多餐的办法，在两餐之间食用一些稀粥、水果之类的健康食品。

健脾胃和适当的运动也有关系。前面说到的那位老人，平时要干很多农活，每天的锻炼量要大于城里的老人，这也是他脾胃较强的原因之一。秋天是养脾胃的时节，天气转凉，秋高气爽，适合户外运动。老年人在滋补脾胃的同时，最好能到户外做一些力所能及的体育运动，多散散步，多站一站，对健脾胃也大有好处。

◎“秋老虎”还没走，“贴秋膘”应等一等

民间有立秋吃肉“贴秋膘”的说法，但从科学养生的角度来看，这种做法不可取。进补应当循序渐进，先调理好脾胃，然后再慢慢增加食物中的肉类。

每年快到立秋的时候，肉店里买肉的人都会多起来。这是因为我们这个地方有“贴秋膘”的饮食习惯。到了立秋这一天，人们要按照习俗吃一些肥腻的食物，比如炖肉，补一补身体里缺乏的营养。中国很多地区都有类似“贴秋膘”的习俗。“贴秋膘”是一种形象的比喻，因为夏天天热，人的食欲较低，很多人在夏天吃得太过清淡，导致体重减轻，减了很多的“膘”。所以在立秋这一天，人们习惯要吃一点好的，把失去的“膘”贴回来。有不少人认为，“贴秋膘”是秋冬进补的一个重要环节，而且“贴秋膘”的时间也很重要，必须在立秋这一天吃，才能起到进补的效果。

我的邻居一家，就非常重视“贴秋膘”“咬秋”这一类习俗，他们家每年都严格地按照这些节气安排饮食，必须在固定的时间吃固定的食物。我记得有一年，夏天比较热，到了立秋的时候还是酷暑难耐，他们家照例做了一大锅肉来“贴秋膘”。但因为天气太热，家里人谁都吃不下，剩了很多，还给我家送了不少。可那几天实在是太热了，结果我家也断断续续地吃了好久。

一定要在立秋这一天“贴秋膘”吗？“贴秋膘”这一天一定要吃大肉吗？我认为不必。不光是我邻居这一家，“贴秋膘”的习俗在我们本地非常流行，也有别的老人向我询问该不该在立秋“贴秋膘”。我的回答是，合理的进补方法是循序渐进，慢慢进补，不要操之过急，也不用在立秋这一天急着“贴秋膘”。

有些老人不太同意，他们认为，既然“贴秋膘”是个传统习惯，那就必然有一定的合理性，听总比不听好。

这个想法不是没有道理，“贴秋膘”的习俗有一定的合理性，其合理性主要在于两个方面：

一方面是起到了提醒的作用。秋冬进补对养生很重要，将“贴秋膘”固定在一个具体的日子，目的就是为了提醒大家，吃清淡寒凉食物的盛夏已经结束，进入立秋以后，应该逐渐增加温热的食物，开始进补。

另一方面，除了提醒的作用外，“贴秋膘”也有实际的用处。在夏天，人们为了祛暑，会多吃蔬菜瓜果之类的清淡食物。这类食物虽然可以中和暑热，但如果吃得太多，肉类又吃得太少，就会造成营养上的不均衡。肉食也是日常饮食营养中必不可少的部分。肉食中含有大量氨基酸等营养成分，这些营养成分是蔬菜瓜果不能代替的。经过一个夏天偏重清淡的饮食后，很多人的身体缺少肉类的营养，那么到了立秋的时候，狠狠地吃一些肉，就能起到补充营养、维持身体平衡的效果。

“贴秋膘”有一定的合理性，但也有不合理的地方。“立秋”这一天是在阳历8月7日到8月9日之间，这个时候，中国大部分地区还没有真正转凉，气温还没有到适合进补的阶段。即便这个时候开始进补，也不应当进补过猛，而是要循序渐进，适当吃一些比较温和的补品，慢慢进补。大部分肉类都性质温热，如果在暑气仍未退去的时候就大吃肥肉，容易引发和湿热有关的疾病，非但不能进补，还可能生病。

“贴秋膘”的另一个问题是，立秋正值夏末，这段时期人的脾胃最容易虚弱，如果在这个时候突然吃肥腻的食物，脾胃难以消化，容易导致肠胃疾病。我见过不少老年人，因为在仍旧暑热难当的盛夏，坚持要和家人一起吃点肉，结果导致肠胃不消化，引发了腹泻一类的肠胃疾病。非但没能“贴秋膘”，反倒让本就脆弱的脾胃进一步受到伤害。

再者，老年人身体代谢较慢，对肉类的需求要比处于生长期的年轻人少一些。年轻人即便在盛夏，为了营养均衡，也应该多少吃一些肉。老人也需要吃肉，但不必忙着在立秋这一天吃，等天气转凉了再开始吃也不迟。况且，偏瘦的体型可以降低患心脏病和脑血管疾病的风险，只要是处于健康的体重范围之内，老人家瘦一点比胖一点要更健康，就算夏天变瘦了一些，也没有必要急着“贴秋膘”。

老年人在初秋时节最好的进补办法是多食米粥和块茎食物。一边调养脾胃，一边缓缓滋补。吃大肉形式的“贴秋膘”，大可不必。

◎秋天进补叫“淡补”，口味应该清淡点

秋天适合“淡补”，不要吃油腻、辛辣的食物，应当多吃一些口味清淡的水果和蔬菜。

有一年快到秋天时，有位中年人来到我的门诊，要我给他开一些清热祛火的药。我看他健健康康的，并没有上火的迹象，就对他说：“药能不吃就尽量不吃，你身体这么健康，最好不要吃药。你要是真怕上火，我教你几个清热祛火的食疗方，靠饮食来祛火，怎么样？”

那位中年人对我说：“我怕食疗没有用啊，我虽然现在不上火，可是一到秋天我就上火，特别在吃了几顿火锅以后，上火上得特别厉害，嗓子干，大便也干燥。我试过吃黄瓜、苦瓜什么的祛火，可是不管用啊。”

他这个情况该怎么治疗呢？要我看，很简单，秋天少吃两顿火锅就可以了。

进入秋天要多吃肉，这是很多人的生活习惯。天气刚一转凉，路边的火锅店、烤肉店就火爆起来。这符合人类的生物本能，在原始时代，大自然冬天缺少食物，人类必须在秋天多储存能量才能顺利过冬，所以天气一凉，人便食欲大开。民间习俗在立秋那一天“贴秋膘”，多吃一些肉食，也有类似的意思。

受这些观点的影响，很多人觉得，进入秋季以后，进补一定要吃油腻肥厚的食物，喜欢吃辣的人还会吃一些辛辣的食物祛除秋天的寒气。其实，这是对进补的误解。中医进补的食材范围很广，并不是只有吃油腻肥厚的食物才叫进补。譬如在夏天，因为天气炎热，暑气伤人，应该多吃一些绿豆、青菜以及水果等口味清淡、有祛暑生津功能的食品，这称为“清补”。秋天也是一样，“燥”是秋天最大的特点，油腻、辛辣的食物容易生燥火，因而秋天进补不能吃太过油腻和辛辣的食物，而是应该吃一些清淡的食品，称为“淡补”。

“淡补”指的是，多吃素的补品，烹饪方法以蒸煮为主，口味以清淡为主。尽量不吃辛辣、油腻的食品。特别是像羊肉、牛肉这类性质温热、功效较强的补品，在初秋应该不吃或者少吃。有的人一到秋天就开始顿顿吃麻辣火锅，大盘羊肉下肚，加上辛辣的调料，有的甚至还会用枸杞子、桂圆、人参做成汤底，这么吃下去不上火才怪呢。

还有的人觉得，吃火锅上火了，那我再吃一些清热祛火的食物，或者吃一些祛火的药物，“抵消”掉火气，不就可以了吗？前面讲的那位中年人就是打算这么做的，其实是不对的。“上火”和“祛火”，并非只是在做简单的加减法。所有的食物在人体中产生作用，都要经历复杂的生化反应，并不是两种性质相反的食物一吃，一抵消就完事了。同时吃“上火”和“祛火”的食物，比如同时吃羊肉和西瓜，结果并不是两者互相抵消，温凉平衡，而是会发生冲突，伤元气，还容易引起肠胃不适。需知道，所有的食物都要先经过脾胃的运化才能被人体吸收，各种食物、药物进入人体后，都会给脾胃带来一定的负担。

秋季进补要求清淡还有一个原因。到了夏末的时候，人的脾胃虚弱，油腻、煎炸的食物难以消化，吃多了会加重脾胃的负担。油腻的食物积聚在胃中，还会加重体内积滞的热气，反过来加重身体的热证和燥证。那位找我要清热药物的中年男人，他还年轻，脾胃功能尚佳，秋天多吃一些羊肉还没有感觉到不舒服。假如是老年人，到了秋天像他这样吃，很容易感觉到消化不良，脘腹胀满，甚至出现腹泻、呕吐等症状。

秋季适合口味清淡的“淡补”，冬季才适合油腻肥厚的“滋补”。从阳历8月到10月这段时间里，进补不要吃太油腻的食物，应当多吃莲藕、山药、大枣等食品。如民间谚语说：“荷莲一身宝，秋藕最补人。”藕便是适合秋季淡补的食材，蒸莲藕更是适合秋季进补的好食品。

莲藕

性味归经：味甘，生者性凉，熟者性微温，归心、脾、胃经。

进补功效：熟用补益脾胃，滋阴补血。

进补方式：蒸莲藕，糯米莲藕。

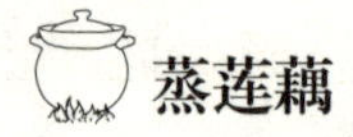

蒸莲藕

原料：新鲜莲藕1节，另备酱油、盐或白糖、蜂蜜、果酱等调味品。

做法：莲藕洗净、削皮、切片，装入盘中，置于蒸锅内，蒸到莲藕熟软即可，可以依个人口味随意调味。喜欢吃咸的，可以加入酱油、盐等调味品；喜欢吃甜的，可以用白糖、蜂蜜、果酱等调味品调味。

在蒸莲藕的时候，还可以在莲藕的孔洞中塞满食材，增加莲藕的味道和进补功效。如黑米、红枣、莲子、肉馅，都可以。以常见的糯米莲藕为例。

糯米莲藕

原料：新鲜莲藕1节，另备糯米、冰糖适量。

做法：莲藕洗净、削皮后，只将一头切掉，把提前淘洗浸泡好的糯米塞到莲藕的孔洞中，用筷子将糯米压实；将切下的莲藕头盖回去，用牙签固定，放入锅中蒸熟；熟后凉一凉，再切成片；在锅中放入冰糖，加半碗水，小火将冰糖熬化；将熬制好的糖水浇在莲藕上，也可以直接浇上现成的糖桂花。甜味的蒸莲藕，冰镇后食用味道更佳。可以提前做好放到冰箱里，等到食用时再取出来。

除了莲藕外，蒸山药、蒸红薯、凉拌蔬菜等爽口的菜肴，也适合在秋天食用。等到天气寒冷，进入冬季以后，再慢慢增加油腻的食物，适当调入辛辣的调料以祛除寒气。秋季也不是不能吃肉，但要注意用量，一次不要吃太多，尽量选择蒸煮的烹饪方法。想吃火锅的话，可以偶尔吃一顿，但要少吃一些肉，多吃一些蔬菜。如果食用后没有口干舌燥、头痛、咳嗽、长痤疮、大便干燥等症状，那隔一段时间再吃一顿也无妨。秋季食肉和年龄也有关，年轻人、肠胃好的人可以酌情多吃一些，年老体虚的人尽量不要吃肉，或者把肉蒸煮稀烂后再吃。

◎烹饪方式用错了，进补功效减一半

食疗进补，不仅要讲究食材，还要讲究烹饪的方式。适合秋冬饮食的烹饪方式有：蒸、炖、煮和凉拌。

有些退休了的老年患者，遇到门诊室没病人的时候，会留下来聊会儿天，我因此长了不少的知识。这些患者里，什么职业的都有，包括厨师。有一位做了几十年大师傅的老人，特别愿意和我聊关于烹饪的趣事。跟他聊天，我才知道煎炸食物不能随便蘸一下面粉，要有“四压三抖”的工序；才知道盐有好多种，吃海鲜要配海盐，吃禽畜要配岩盐。有一次聊到烹饪方法，他掰着手指头给我讲煎、炒、烹、炸、爆、熘、扒、烩，一边讲一边问我：“您吃饭最喜欢哪种做法？”

我回答说：“我哪种做法都不喜欢，因为这几种做法，全都不健康。”中国人最熟悉的煎、炒、烹、炸这几种烹饪方法，特点都是高温、高油脂，在烹饪的过程中会使食材流失许多营养，还会产生一些有害物质。我半开玩笑地说，你们大师傅做饭有煎、炒、烹、炸，我们中医食疗用的是什么呢？用的是蒸、煮、炖、拌。这几种烹饪方法才是食疗推荐的。

食疗进补，不仅要讲究食材，还要讲究烹饪的方式。如果烹饪方式不当，一些原本进补的食材可能会失去疗效，甚至对人体有害。蒸、煮、炖、拌是在食疗中特别推荐的四种烹饪方式。蒸，就是用水的热气把食物蒸熟；煮，就是把食物放在开水中煮熟；炖，也是煮的一种；拌，就是将熟食或蔬果切好后，加入调味品凉拌而成。

在四季进补中，这四种烹饪方式都是值得推荐的。不过具体来说，秋冬和春夏季节所适合的烹饪方式还有一些不同。

适合秋冬饮食的烹饪方式，首先是熬粥，其次是煲汤和凉拌，再次是蒸，最后是炖和煮。

先说熬粥。粥的主要食材是各类米，米最养肠胃。秋冬季节进补的食物，多是油腻、辛辣的食品，不容易让肠胃消化。米粥可以照顾到肠胃，减少秋冬虚不受补的可能。米粥的另一个好处是，可以和各种各样的食材搭配食用。后面介绍的很多菜肴和食物，都能够放入米粥中同煮。米粥相比米、面等主食，每餐摄入的能量更少一些。对于身体过胖的人，最好每天有一顿饭的主食以米粥为主，这样更有利于限制体重。不过，糖尿病患者要慎食米粥，因为米粥中含有大量溶解的淀粉，可能会引起血糖短时快速升高。

汤品也适合在秋冬食用，同样具有调理脾胃的功效。汤更适合在夏季用来清补。在汤水中多放蔬菜瓜果，既清热祛火，又补充水分。但是到了秋冬季节，人体对营养的需求增加，因而营养丰富的米粥就比汤品更胜一筹。不过，在秋冬季节，饮用适量的汤品仍旧是必需的，这是因为秋天天气干燥，需要多补充水分。多饮用汤品，还能起到开胃助消化、减少正餐食量的作用。俗话说："吃肉不如喝汤。"很多大补的食疗菜品，都是采用汤的形式，如鸡汤、鱼汤、牛肉汤等，都是常见的补品。中医的大部分药材，也都是采用水煎的方式加工。一些难以消化的肉食，做成汤品以后，能变得更容易吸收。如直接食用羊肉可能会不易消化，做成羊肉丸子冬瓜汤后，就容易消化多了。一般在秋冬季节，最好每餐之前都喝一碗汤。不过，有些汤品油脂比较多，尤其是用高汤烹调出来的汤，有高血脂、高血压等问题的人不宜多喝。

凉拌菜和汤品的情况类似。凉拌是很健康的一种烹饪方式，但是因为温度比较低，更适合在秋天而不是冬天食用。冬天天气寒冷，脾胃容易感受寒邪，如果脾胃本身就不好，再吃了过凉的食物，就可能使脾胃受寒，出现腹痛、大便稀溏等消化系统疾病症状。但秋冬季节也可以适当吃一点凉拌菜，特别是凉拌素菜。凉拌素菜是最营养的饮食方式，除了清洗和适当的水烫之外，凉拌素菜不对食物进行任何加工，保持食物最自然的状态，不会破坏其营养成分。人类在进化过程中，有很长一段时间都在吃这种纯天然的食品。大部分情况下，这种饮食方式也是最保护脾胃的。冬季吃凉拌菜，应当和热菜配在一起吃，不宜空腹吃，也可以在吃热饭热菜的间隔里吃一些凉拌菜。

再次可以选择的烹饪方式，是蒸。蒸比炖煮更好的地方在于，蒸——严格说是隔水蒸——可以最大限度地保留食物中的营养。炖煮的食物，虽然味道鲜美，但是大量的营养都流失到了汤里。而且炖煮的菜肴，需要加入很多清水，为了调节味道，又要放盐，这样就增加了整个菜肴中的盐分。有的人喜欢喝汤，有的人害怕浪费营养，于是就把炖煮出的汤水全部喝掉，这样一来，人就吸收了过多的盐分。低盐饮食对于预防心脑血管疾病有很大好处，因而炖煮菜不如隔水蒸。如果要做炖煮菜，要注意少放水，少放盐、生抽、老抽等含盐的调料。

不过，和口味相比，在有些情况下，炖煮过程中流失的营养可以忽略不计。虽然炖煮会损失一些营养，但毕竟蒸菜的味道过于单调，很多美味的冬季进补饮食，如羊肉汤、炖牛肉，都免不了要采用炖煮的烹饪方式。只要烹饪的时候不放太多盐，食用时不要把油腻的菜汤全部喝掉，那么，采用炖煮的方式也没什么不好。

与炖煮相比，烹炒的危害就更大一些了。因为烹炒会添加较多油脂，增加脂肪和胆固醇的摄入。烹炒的温度很高，可能会破坏食材中部分营养价值。比烹炒更不利于健康的烹饪方式是煎炸、烧烤和熏制。煎炸会使用大量的油脂，烧烤和熏制则会产生各种有害物质，这些都是营养学家不建议的烹饪方法。我的建议是，秋冬季节比较寒冷，日常饮食中可以适当选择烹炒的方式，但要注意少油。而煎炸、烧烤、熏制的食品，最好不要食用。此外，腌制的食品如火腿、腊肉、咸菜、酸菜等，由于含有大量的亚硝酸盐，也尽量不要食用。在古代，腌菜是为了应对冬季食物短缺而不得不采取的保鲜手段，很多地区为了长期保存食物，都有在冬季到来之前制作腊肉、咸菜、酸菜的习惯。现在农业发达，冬季也有充足的新鲜食物，这种过时的食物加工方法，应该逐步淘汰。由于口味习惯，可能一时戒除不掉，但应该尽量遵守少吃的原则。

除了要注意烹饪方法外，在烹饪时，还要尽量制作精细。准备食材的时候，尽量选择鲜嫩的食材；加工时能切得细一些就切得细一些，如果是剁馅，尽量剁的时间长一些；烹饪时，在不影响口感的情况下，烹饪的时间尽量长一些。比如煮粥，尽量多煮一会儿，米会更烂，粥会更黏稠，也更好吃。炖食物的时候，也多炖一会儿，食材会变得更烂，也更好消化。尤其是肉类，肉类由于含有坚韧的纤维，不容易咀嚼也不容易消化。如果能在加工的时候尽量切细，在烹饪的时候煮得烂一些，那么肉类就容易消化得多了，也就减轻了脾胃的负担。孔子也认为，肉食应该处理得越精细越好。孔子说："食不厌精，脍不厌细。""脍"是指把肉切成薄片，"脍不厌细"也就是肉食切得越细越好。孔子的饮食主张，是符合中医养生原则的。

第三章

秋天进补，多吃润肺的食物

秋天进补和冬天进补是一回事吗？不是，秋天天气燥，秋天进补应该以润肺为主，多吃润肺的食物。

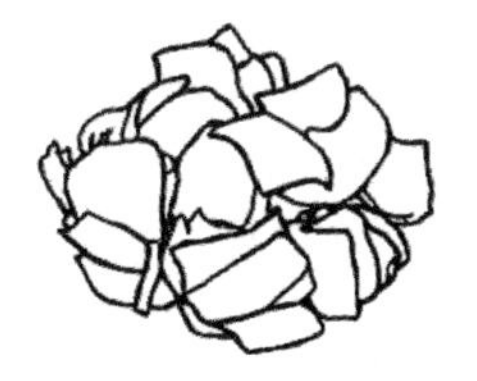

◎生梨、熟梨大不同，秋天应该吃熟梨

秋天天气干燥，秋季进补应当多吃预防燥邪的食物。俗话说：“七月核桃八月梨。”不妨多吃蒸煮的梨。

20世纪80年代的时候，在离我们医院不远的地方，是某单位的家属楼。那时我年纪轻，精神足，还带着上学期间勤奋念书的习惯。只要上的是日班，我都会早晨六点多就来到医院，先在医院门口买好早餐，然后到附近的小花园里念上一个小时的英文，再早早地回医院接班。

早晨的公园，有不少老人在晨练。但随着天气转凉，晨练的人就慢慢减少了。入秋以后，早晨六点的公园基本上一个锻炼的人都没有了。但有一位老人不同，每天我夹着书本走进花园的时候，都会发现他正精神抖擞地在花园里锻炼。一来二去，我和老人熟络起来，攀谈中知道他是个退休老干部，职位还不低。按照他的级别，他可以在每年冬天，到南方温暖的疗

养院度假。但是老人从来没去过，无论是深秋还是隆冬，都住在自己的单元房里。

老人虽然从来不去疗养院，不去享用各种特殊的医疗保健服务，但是他的身体比一般的老人都要好。到了秋天，其他老人并不是不愿意早起锻炼，只是秋冬季节天气干燥，不少老人锻炼的时候，容易出现干咳的情况，户外锻炼又会使呼吸相对比较剧烈，很多老人就受不了了。一进入秋天，宁愿多在家待一会儿，等到太阳出来，天气暖和的时候，才出来活动。

那段时间，我经常和那位老干部聊天。聊天的内容没限制，天南地北，什么都说，有时也说到他的养生之道。当时的我还意识不到他的身体比别的老人要好，只是在聊天的时候听他顺口说到，他特别喜欢吃梨。正巧秋天是梨成熟的季节，他每年秋天都要吃大量新鲜的梨。这个小事我当时没有注意，很多年后，我开始研究秋天进补的时候，才想到那位老干部喜欢吃梨的习惯，可能这正是他在秋天比别的老人身体更好的原因之一。

秋天万物凋零，树叶枯黄，空气中的湿度降低，天气干燥是秋天的特点。有的人到了秋天会出现皮肤皲裂、咽喉干燥、干咳、大便干结等症状，这些都属于燥证，大多是由于秋季燥邪入侵造成的。很多老年人在秋天不愿意外出运动，或者经常出现干咳、呼吸不畅等症状，大都和秋季气候干燥有关。

应对秋季干燥的一个好办法，便是吃梨。

梨味道甘甜，汁水多，有非常好的润喉的效果，民间经常用梨来治疗咽喉干痛。这是很有道理的。《本草纲目》说吃梨可以“润肺凉心，消痰降火”；《本草经疏》也说“梨，能润肺消痰，降火除热”；《日华子本草》说食用梨可以“消风，疗咳嗽，气喘热狂，又除贼风、胸中热结，作浆吐风痰”。

梨

性味归经：味甘、微酸，生者性寒，归肺、胃经。

进补功效：熟用滋阴润肺。

进补方式：川贝冰糖炖雪梨，梨膏，菊花雪梨茶。

不过，秋天吃梨也有要注意的地方。梨性寒，在盛夏的时候，吃梨正好可以用来祛除暑热。但是到了寒冷的秋冬季节再吃性寒的梨，就可能让身体虚弱的人感到不舒服了。性寒凉的食物很容易导致脾胃疾病。夏末，很多人的脾胃偏虚，在这个时节如果吃太多梨，就可能伤及脾胃了。中医典籍中对此也多有论述。《本草经疏》说，吃梨可能会“肺寒咳嗽，脾虚泄泻……胃冷呕吐，法咸忌之”；《随息居饮食谱》说梨“中虚寒泻”；《饮食须知》则说，梨“多食令人寒中，损脾”。梨会损伤脾胃，不能多吃。所以《本草纲目》说：“梨之有益，盖不为少，但不宜过食尔。”

那么，秋天怎么吃梨效果更好呢？首先要注意的是，梨一次不能吃太多，以一天最多吃两个为宜，脾胃不好的人更应该少吃。其次，虽然秋天可以吃梨，但最好只在天气暑热的时候吃，等天气转凉以后就不要吃了。天气热的时候，梨寒凉的性质正好可以中和暑气，避免秋季的燥邪和夏季的热邪，但在天气转凉之后，再吃梨就过于寒凉了。因而梨只适合在夏末和秋初食用。民间有句话叫：“七月核桃八月梨。”阴历八月属于初秋时节，此时天气还没有完全转凉，在中国的部分地区还有不少暑气，此时吃梨最为合适。等到再晚一些，天气完全变凉的时候，脾胃不好的人就不应当再吃梨了。

避免梨损伤脾胃的另一个办法，是用煮制的方式改变梨的寒凉性质。《本草通玄》说梨“生者清六腑之热，熟者滋五脏之阴”。意思是说，生吃梨可以清热祛火，熟吃梨可以滋阴，两者的功效不同。经过加热煮熟的梨，没有了生梨寒凉的性质，避免了秋冬食梨伤及脾胃的可能。加之熟梨有滋阴的功效，秋冬是最适合补阴的季节，因此进入初秋后，梨最好煮熟来吃。

梨熟吃的做法有很多。最简单的办法是蒸煮后直接食用，也可以加入蜂蜜烹调。蜂蜜有“安五脏诸不足，益气补中”等功效。中医有句话说：“朝朝盐水，晚晚蜜汤。”秋天适合多喝蜜。梨和蜂蜜一起烹饪，滋润的功效加倍。也可以不用蜂蜜，将川贝填入梨内部，做成川贝冰糖炖雪梨。

川贝冰糖炖雪梨

原料：雪花梨1个，川贝、冰糖适量。

做法：把梨柄周围的一小圈切掉，挖掉梨中间的核，填入川贝，加入一半高度的清水，再盖上刚才切下的部分，蒸熟后，可加入适量冰糖调味食用。

食用这种熟梨，对治疗干咳有较好的效果。还可以做梨膏。

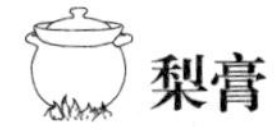

梨膏

原料：雪花梨1个，蜂蜜适量。

做法：将梨捣烂取汁，在小火上熬至浓稠，加入同比例的蜂蜜，搅匀煮沸，放凉储存。食用的时候，取少量梨膏，用温开水稀释服用，也有止咳的功效。

梨不光可以吃，还可以拿来泡茶喝。秋季在家可以尝试制作一壶菊花雪梨茶。这款茶中，雪梨可以生津，菊花可以清热，对预防秋季干燥很有好处，越容易上火的人，越应该喝一点。

菊花雪梨茶

原料：雪花梨1个，另备菊花、枸杞子、冰糖适量。

做法：雪梨洗净削皮，切成4厘米见方的方块；烧开水，将菊花放入水中，小火焖煮10分钟；打开锅盖，放入雪梨块、枸杞子和冰糖，盖上锅盖；烧开后，改小火煮制1小时左右。放凉以后，就可以饮用了。

梨是秋天避免燥证的好食物，但是因为性质寒凉，秋冬的时候不能多吃。好在秋冬可以用来解燥的食物不只有梨。《饮膳正要》云：“秋气燥，宜食麻以润其燥，禁寒饮。”黑芝麻也是秋冬调理燥证的好食物。黑芝麻可以加入各种食物中，比如可以在每日饮用的米粥中加入适量的黑芝麻，增加味道的同时，也增加了米粥的进补功效。

黑芝麻

性味归经：味甘，性平，归肝、肾、大肠经。

进补功效：补肝肾，益精血，润肠燥。

进补方式：撒在米粥和菜肴上搭配食用。

关于黑芝麻进补，还有一个传说。传说昭明太子萧统在江阴顾山读书、编书时，由于用功过勤，饮食不饱，身子日渐消瘦。桃花庵的一位尼姑儒贞见了，用黑芝麻、蜂蜜、大蒜等原料烹制了一味药膳，叫做“御寒汤”，给萧统服用。萧统服用后，觉得身暖气爽，坚持服用不久，就恢复了气力。黑芝麻进补的功效可见一斑。

不过要注意的是，黑芝麻的油脂比较高，血脂高的人不能吃太多。因此，在选用黑芝麻进补的时候，不要选用芝麻糊等黑芝麻含量过多的食物，只要在平时的饮食中，有机会就放一些黑芝麻即可。比如喝粥的时候，在粥里撒一些黑芝麻；菜肴制成之后，也撒一些黑芝麻即可。

◎秋天如果要吃肉，就吃鸭肉和鹅肉

秋季不宜多吃肉。俗话说：“七月半鸭。”如果要吃肉，可以吃有滋润功效的鸭肉和鹅肉。

每个人的口味不同，有些老年人脾胃不好，还喜欢吃肉，这样一来，脾胃就难以调养了。俗话说：“吃药不忌嘴，医生跑断腿。”有些老年患者来看病时，医生嘱咐平时要少吃点肉，多调养脾胃。特别是秋天这么干燥的季节，更应该忌口，少吃燥热的肉食。有的老年患者听了，冲医生不好意思地笑笑：“我也知道该忌口，可是年轻的时候天天吃肉吃惯了啊，天气一凉，我就特别想吃肉，管不住自己啊！”

对于这样的病人，我有个好法子。我告诉他们：“其实秋天也不是不能吃肉，但不要吃羊肉和牛肉，你吃鸭肉和鹅肉，既可以满足口腹之欲，又不用担心伤害身体。”

秋冬可以吃鸭肉和鹅肉有两个原因。第一个原因是，鸭肉和鹅肉都属于“白肉”，蛋白质含量高，脂肪、胆固醇含量相对较低，符合现代营养学的饮食原则；第二个原因是，鸭肉和鹅肉都有止渴生津的功效。之前讲秋季养生应尽量少吃肉，是因为秋天干燥，很多肉都容易生燥火。当然，能够止渴生津的鸭肉和鹅肉就不在禁止之列了。

鸭肉

性味归经：味甘，性凉，归脾、胃、肺、肾经。

进补功效：滋阴养胃，利水消肿。

进补方式：鸭肉山药粥。

古人也认为，鸭肉适合秋季食用。《随息居饮食谱》说，鸭肉“滋五脏之阴，清虚劳之热，补血行水，养胃生津”。鸭肉有滋润的功效，可以防止秋季干燥。鸭肉性凉，在尚有暑热的初秋食用，可以祛除暑气，避免上火。

鸭子一般到了秋季最为肥美。民间俗话说：“七月半鸭，八月半芋。”认为农历七月中旬的鸭子最好吃。冯时行在《题杨氏清福亭》中说：“江平酒熟夜收钓，鸭肥稻香朝坦腹。”这两句话描写的也是鸭肥稻熟的丰收景象。秋天是鸭子最好吃的季节，想吃肉的时候，不如吃一些鸭肉，还可以防止秋燥。鸭子的烹饪方法很多，除了最著名的北京烤鸭外，炖、煮、烹、炒都可以做出美味的菜肴。年岁大的人食用鸭子，可以选择炖煮的做法，煮得尽量稀烂一些，减少油腻，也易于消化。鸭肉山药粥就是一款容易消化、味道鲜美的进补食疗粥。

鸭肉山药粥

原料：鸭腿3个，粳米100克，山药250克，另备生姜片、葱段、盐适量。

做法：鸭腿洗净，切成小块；山药洗净削皮，切成小块；粳米淘洗干净；将鸭块放入凉水锅中，大火滚开后，用勺撇去浮沫；加入生姜片、葱段，盖上锅盖，中火煮30分钟；将生姜片、葱段取出，再将粳米、山药放入鸭汤中，适当用勺搅动，避免粘锅；水开后改为小火，焖煮20分钟后，加入少量盐调味即可。

这道菜中不仅有鸭肉，还有调养脾胃的山药和粳米，在进补肉食的同时，也考虑到了对脾胃的保护，适合在秋季经常食用。

食用鸭子时要注意的是，鸭肉性凉，适合在气温较高时食用，等到天气转凉的时候，就要尽量少吃了。

鹅肉

性味归经：味甘，性平，归脾、肺经。

进补功效：益气补虚，和胃止渴。

进补方式：土豆炖鹅肉。

秋天还可以吃鹅肉。《日华子本草》云：“白鹅，解五脏热，止渴。”《随息居饮食谱》说，鹅肉“补虚益气，暖胃生津”。民间俗语也说：“喝鹅汤，吃鹅肉，一年四季不咳嗽。”鹅肉有非常好的止渴滋润的功效，炖、煮、炒都可以，烹饪也比较方便。前文说过，秋天适合吃一些生长在地底下的食物，将土豆和鹅肉同炖，是民间很常见的一种吃法，做法也比较容易。

土豆炖鹅肉

原料：鹅肉500克，土豆500克，另备生姜、八角、葱段、鸡精、盐适量。

做法：鹅肉洗净，切成4厘米左右见方的小块，焯水后待用；土豆洗净，削皮，切成小块；将油锅烧热，放入生姜、八角、葱段爆香，然后放入鹅块炒一炒，加黄酒、糖和适量水，烧开后用中火烧大概半小时，其间要注意锅里的水，不要烧干；放入土豆块，再炖半小时，最后用大火收汁，加盐和鸡精调味即可。

这道菜中，土豆吸收了鹅肉的香味，也增加了汤汁的黏稠度，使得菜肴的味道恰到好处。土豆和鹅肉的搭配也丰富了这道菜的营养，使营养搭配更加合理。

不过，有皮肤病的患者应当少吃鹅肉。民间有个广为流传的故事，传说朱元璋想要害死功臣徐达，却找不到借口。后来徐达生了背疮，朱元璋就赐徐达蒸鹅吃。因为鹅是“发物”，徐达吃后不久就病发身亡。《本草纲目》也说：“鹅，气味俱厚，发风发疮，莫此为甚，火熏者尤毒，曾目击其害。”

不过也不必恐慌，徐达吃过蒸鹅就病发身亡的说法在历史典籍里没有依据。从临床医学上讲，皮肤病很难直接致人死亡，就算此事是真的，恐怕也是因为皮肤破损感染导致的并发症所致。在有了抗生素的今天，出现这种情况的可能性已经很小了。因此，不用过分害怕吃鹅肉，有皮肤病的患者，少吃点就可以了。

◎秋分之前吃苹果，秋分之后吃核桃

秋天的燥分为温燥和凉燥。秋分之前多为温燥，进补的食物应偏向寒凉；秋分之后多为凉燥，进补的食物应偏向温热。

按照养生的原则，秋天要多吃滋润的食品防秋燥。然而同样是防秋燥，时节不同，食疗的方法也不同。一般以秋分为分割线。

每年阳历的9月22日到9月24日之间，是秋分的日子，在我国的大部分地区，秋分前后会有较为明显的降温，正是“一场秋雨一场寒，十场秋雨穿上棉”的时候。民间还有俗话说：“白露秋分夜，一夜冷一夜。”秋分时节温度变化较大，食疗养生的内容也要发生相应的变化。

整个秋天都有燥邪，但温燥和凉燥还不相同，秋分是前后两种燥证的分界线。秋分之前这段时间天气比较热，夏天的暑气还没有完全消散，人除了感受燥邪之外，还要承受热邪，表现为温燥；秋分之后，天气转凉，不再有热邪，反倒是凉邪逐渐加重，因而这段时间的燥表现为凉燥。

温燥的表现和凉燥的有所区别。温燥者身体发热，凉燥者基本不发热；有温燥的人不是很讨厌冷风，有凉燥的人特别不喜欢寒冷；温燥者鼻子中会有燥热的感觉，凉燥者鼻子发干，容易塞鼻子；温燥者易口渴，凉燥者口渴程度比温燥轻；温燥者少痰或者痰黏稠，凉燥者痰稀。

无论是治疗温燥还是凉燥，都需要滋润止咳的食物。区别是，调理温燥，食物应当偏向寒凉；调理凉燥，食物应当偏向温热。譬如梨有生津止渴的功效，可以抵御秋燥，但是生梨性凉，只适合在秋分之前天气比较热的时候食用。过了秋分之后，天气逐渐变凉，应当改吃熟梨，以减少生梨中的寒凉。其他的秋冬进补品也是同理，在暑热时吃偏寒凉的食品，在天凉时吃偏温热的食品。

适合秋分之前吃的进补食物有生梨、橘子、苹果、葡萄、百合等。适合秋分之后吃的进补食物有熟梨、大枣、桂圆、荔枝、栗子、核桃、生姜等。

在烹饪方法上，秋分之前可以多吃一些凉拌的食物；秋分之后，则要多吃热乎乎的饭菜，少吃冰凉的食物。

我国地域广大，气温变化的时间也各不相同。有些地区降温的标志不在秋分这一天，因而温燥和凉燥的划分也不必以秋分为准，而是应当根据当地实际降温的时间来判断。只要遵守“寒者热之，热者寒之”的原则，根据气温来改变食补的方案就可以了。

◎秋天养肺，应该多吃酸味食物

孙思邈说："秋少辛增酸。"秋天应当多吃酸味的食物，少吃辣味的食物。

秋天天气干燥，很多人一到秋天就开始不断地咳嗽。有的患者在夏末的时候问我，秋天咳嗽太难受了，有什么好的办法可以止咳吗？我告诉他，秋天不是橘子成熟的季节吗？到处都有卖橘子的，想预防秋季干咳，就去市场上买些橘子回去吃。不过，一般的橘子是不行的，挑橘子有一个秘诀。你要问小贩："这个橘子甜吗？"大部分小贩肯定回答："保甜！不甜不要钱！"得，这样的橘子您就别买啦。如果遇到小贩不好意思地说："对不住您哪，这一堆橘子不太甜，您要想吃甜的我给您拿旁边的。"好啦，这算买对啦，你就买不甜的橘子，回去多吃就行了。

从感官上来说，咽喉干痛的人都喜欢吃甜的食物，吃完后嗓子会觉得很舒服。但对于滋养肺脏来说，甜味的食物并不如酸味的食物好。如果平时肺脏没有问题，呼吸绵长有力，那么选用橘子的时候可以随意，甜味和酸味的橘子都可以。如果平时肺脏不大好，呼吸短促，还经常干咳，那么到了秋天的时候，就应该多吃一些酸味的橘子了。

实际上不只是橘子，肺脏不太好的患者到了秋天，可以吃各种酸味的食物，这是秋天养肺最好的办法。

“燥易伤肺”，在特别干燥的秋季，燥邪容易侵犯肺脏，引发干咳、咽喉炎、气管炎等问题。因此，到了秋天，在饮食起居上要注意养肺。

《黄帝内经》云：“肺主秋。”在五行上，肺主金，秋天也主金，肺脏与金秋对应。根据五行理论，秋天是养肺的季节。民谚也说：“秋令时节，重养肺阴。”有些人平时气短，稍微运动就会气喘吁吁，说话声音小，还容易感冒、咳嗽、流鼻涕，这些都是肺气虚的表现。到了秋天，遇到干燥的气候，肺气虚的症状可能会更明显，人会更不舒服一些，保养不当还可能会加重肺气亏虚。从另一方面来讲，秋天也是滋补肺脏的好机会，利用金秋时节多养肺，肺气虚的毛病就可以被早一点治好。

《黄帝内经》云：“肺收敛，急食酸以收之，用酸补之，辛泻之。”《养生随笔》引孙思邈的话说：“秋少辛增酸。”酸味食物有收敛、生津、止渴等作用，在秋天应当多吃。中国人都知道“望梅止渴”的典故。传说曹操有一次带兵打仗，军队走到半路，没有水源，士兵非常口渴。曹操急中生智，对士兵们讲：“你们看，前面不是一片梅子林吗？快点走到梅子林，我们就可以吃梅子了。”士兵们一听到“梅子”，就联想到梅子的酸味，口中分泌了很多口水，顿时不觉得口渴了。这个故事很好地说明了酸味食物可以润喉、生津的道理。秋天适当食用酸味的食物，能抵挡秋季干燥的天气，保护肺脏。除了能够生津外，酸主收敛，酸味的食物可以收敛肺气，对养肺很有好处。

除了橘子外，其他酸味的食品还有苹果、石榴、葡萄、柚子、柠檬、山楂、杏、水蜜桃、枇杷、番茄等。这些水果不仅可以生吃，还可以制作成各种饮料和菜肴。如柚子就可以制作成常见的蜂蜜柚子茶。

柚子

性味归经：味甘、酸，性寒，归肝、脾经。

进补功效：消食和胃，理气化痰。

进补方式：蜂蜜柚子茶。

蜂蜜柚子茶

原料：柚子1个，蜂蜜适量。

做法：将柚子清洗干净，把最外层的薄皮浅浅地削下来，切成细丝，放到盐水中浸泡1小时；取出柚子皮，放入开水中煮10分钟，去掉苦味，再把柚子的果肉取出，去掉柚子籽，把果肉捣烂；把柚子皮和果肉放入锅中，加水，大火煮开后改小火熬煮；在煮制的过程中，要经常搅动，以免粘锅，直至熬成黏稠状为止；待柚子水凉后，放入蜂蜜搅拌均匀，然后冷藏储存即可。饮用时用温开水冲开服用。

这道茶饮的好处是，可以随时随地饮用，不用拘泥于场合。这款茶饮的味道比较适合年轻人。不过，因其含有蜂蜜，不适合糖尿病患者或者体形过胖的人饮用。

山楂也是秋天可以多吃的酸味食物。山楂本身就是一种不错的水果，除了吃鲜山楂外，还有很多用山楂制作的零食。在家里，可以自己用山楂制作一些粥羹，既滋补又健胃。比如山楂银耳羹，制作起来很简单。

山楂

性味归经：味酸、甘，性微温，归脾、胃、肝经。

进补功效：消食和中、行气散瘀。

进补方式：山楂银耳羹。

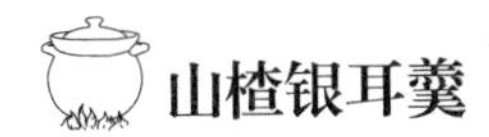

山楂银耳羹

原料：鲜山楂20个，银耳1朵，冰糖适量。

做法：鲜山楂洗净，去核；银耳泡开，撕成小片；将山楂和银耳放入锅中，加清水烧开后，改为小火炖煮60分钟，直到黏稠为止；加入适量冰糖，放凉后就可以食用了。

除了酸味食物，百合也是补肺的好东西。百合是比较常见的花卉，也是常用的药材。百合味甘，但“百合之甘敛，甚于五味之酸收也”，百合收敛的功效比常见的酸味食物还要好，是调补肺脏的佳品。百合的烹饪方式也比较简单，蒸制、熬粥都可以。秋季补肺，也不妨吃一些百合。

“秋少辛增酸”，辛辣的食物有发散泻肺的作用，在主收敛的金秋不适合多吃。苦性燥，在干燥的秋季，也不适合吃味苦的食物。

秋天秋高气爽，是健身的好时节。肺气虚的人应当根据自己的能力，适当进行户外锻炼。呼吸吐纳是养肺的一个好办法。可以选择空气清新、湿润，周围多花草树木的地方进行锻炼，大口呼吸，锻炼肺脏。锻炼要循序渐进，如果出现呼吸短促、胸闷气短的情况，需停止锻炼。如果停止锻炼后还没得到缓解，就要去医院检查了。

◎秋天早睡早起，再吃一些百合

秋天气候干燥，人不易安眠，应当多吃百合、大枣等可以安神的食物。

养生应当按时作息，早睡早起，这道理很多人都知道。和各个年龄层的患者讲养生的时候，我都建议他们保持有规律的作息，不要熬夜看深夜档的电视节目，每天早点睡觉。但是有些年纪大的人会跟我说，不是他们不想按时睡，而是睡不着。到了夜里精神抖擞，要在床上翻转很久才能入睡。偶尔一两次没关系，如果长时间失眠，晚睡晚起，是不利于养生的。

失眠的原因有很多种，有的是因为患者的体质出现问题，如心脾两虚、气血两虚，都有可能造成失眠。老年人多身体虚弱，出现失眠并不奇怪。还有一种失眠是季节性的，因为秋季主燥，人们到了秋天，容易因为烦躁而失眠。有些人觉得奇怪：盛夏天气闷热，晚上经常热得睡不着，等到秋天天气凉爽了，为何我失眠的毛病反倒更厉害了呢？这其中的原因，便和秋燥有关。秋主收敛，秋季养生应该重视收敛神气，早睡早起，安神养气。失眠对于秋天养生尤其不利。加之秋燥容易让人失眠，在秋天安神就更为重要。

《黄帝内经》对于秋季安神养生有专门的论述："秋三月，此谓容平，天气以急，地气以明。早卧早起，与鸡俱兴；使志安宁，以缓秋刑；收敛神气，使秋气平；无外其志，使肺气清。此秋气之应，养收之道也。逆之则伤肺，冬为飧泄，奉藏者少。"

这段话说的是，秋天养生的办法，是早睡早起，早晨鸡鸣的时候就应当起床；应该神智安宁，不急不躁，意志不为外界干扰。如果不按照这个要求去做，就容易伤害肺气，生出各种疾病来。

要想按照《黄帝内经》所说的，"收敛神气""早卧早起"，可以在秋季多吃一些安神的食物。

百合

性味归经：味甘、微苦，性微寒，归心、肺经。

进补功效：养阴润肺，清心安神。

进补方式：蜜蒸百合，百合粥。

百合是秋季安神非常好的食物。《日华子本草》说百合可以"安心，定胆，益志，养五脏"，多吃百合能避免因秋燥导致的失眠、烦躁等症状。百合还有补肺的作用，《本草蒙筌》说百合可以"除时疫咳逆"，《医学入门》说百合可以"治肺痿，肺痈"。因此，多食百合不仅可以安神，还可以润肺止咳，非常适合秋季食用。

关于百合，还有一个传说。很久以前，很多村民被海盗挟持到一个孤岛上。后来海盗遭遇了大风，葬身海底。村民被困在孤岛上，眼看就要饿死了，只能靠挖野菜来谋生。有一次，他们发现一种草根，根肉肥厚，煮熟后吃起来味道特别鲜美。大家非常高兴，于是经常挖这种草根来充饥。后来，路过的船只发现了村民，把他们救了出来。附近的采药人听见村民的自述，又看到这些村民个个脸色红润，精神饱满，知道村民们发现的一定是一种很好的药材。采药人根据村民们的描述，果然找到了这种草根。因为被困的村民有一百人左右，是他们合力发现的这种草药，于是采药人就把这种新草药命名为“百合”。

如今百合已经成为很多地区居民日常食用的菜肴之一。百合的食用方法有不少，最简单的做法是清蒸后食用。

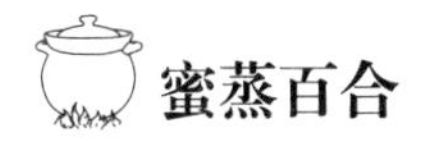

蜜蒸百合

原料：百合50克，白糖、蜂蜜适量。

做法：百合洗净，剥片，放入碗中，小火蒸30分钟后取出；锅中放适量水，加入蜂蜜、白糖，熬成黏稠状，浇到蒸好的百合上即可。

另一种比较常见的烹饪方法是做成百合粥。米粥有养脾胃的功效，又可以补充津液、缓解秋燥，再加上百合安神和养肺的功效，可以说，百合粥是一款非常适合秋季养生的菜品。

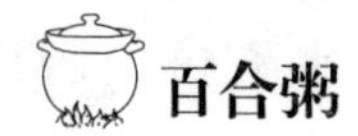

百合粥

原料：百合30克，粳米100克，蜂蜜适量。

做法：百合洗净，剥片，和淘洗好的粳米一起放入锅中，加水炖煮至黏稠状即可食用。

不过，百合也有局限性。《本经逢原》说："中气虚寒，二便滑泄者忌之。"百合性微寒，在不算严寒的秋季服用，大部分人都可以接受。但是肠胃不好、容易腹泻的人，就不能吃太多百合了。

红枣

性味归经：味甘，性温，归脾、胃、心经。

进补功效：补益脾胃，滋阴养血。

进补方式：还阳枣。

红枣也是安神的好食物。《神农本草经》说，红枣能"安中养神，助十二经"，《本草纲目》说，红枣能"养脾气，平胃气，通九窍，助十二经"。有一道传统的滋补药膳"还阳枣"，传说来自于唐代名医孙思邈。据传说，隋末旭县孙家塬有一个农妇患病，久治不愈。孙思邈诊断后，认为农妇肚子里有虫子。孙思邈用药打下了虫子后，又用红枣等材料配药调养农妇的身体。经过一段时间的治疗，农妇身体逐渐康复。因为农妇是被神医从阴曹地府里拉出来的，所以这副红枣配置的药，被人们称为“还阳枣”。

还阳枣是一种煎炸食品，油脂略多，但味道很好。

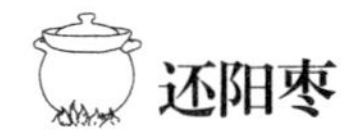

还阳枣

原料：红枣200克，糯米100克，核桃仁20克，面粉、食用油、冰糖、糖桂花适量。

做法：糯米洗净，用清水泡30分钟后，放到蒸锅上蒸熟；将核桃仁和冰糖碾碎；将核桃仁、冰糖、糖桂花、食用油一起搅拌成馅料；红枣洗净去核，把刚才的馅料填入红枣中，用蒸熟的糯米封好；把处理好的红枣裹上面粉，放入油锅中炸到金黄；炸好的红枣放入盘中，盖上糯米，用旺火蒸30分钟即可食用。

这道菜肴酥软可口，红枣、核桃仁都是滋补的佳品。由于是煎炸食品，不宜多吃，可以作为平时改善口味的小零食，偶尔食用。

除了百合、红枣外，安神的食物还有桂圆、银耳、莲子、核桃、枸杞子等。这些食材都可以加入到百合粥中，制成百合桂圆粥、百合银耳粥、百合莲子粥等。俗话说：“若要不失眠，煮粥加百莲。”有轻度失眠的患者可以尝试服用这些食物，有不错的助眠功效。

◎秋天进补最简单的原则：多吃水果

民间俗语说："春天吃花，夏天吃叶，秋天吃果，冬天吃根。"换着品种多吃水果，是秋季进补的好方法。

很多老年人对养生进补非常积极，没事就找医生询问每个季节养生应该注意的事项。其中有一些老年人，他们不是每个季节都来询问，而是每隔一两个星期就来询问，甚至为此专门挂一个号，除了让医生诊诊脉之外，便是问医生："您看我最近应该吃点什么？""这几天天凉了，我还能继续吃您前两天给我推荐的水果吗？"有的人每隔几天就问一次，可是给他们解答了之后，过几天他们又来询问同样的问题。

这也不怨老人家麻烦，实在是因为饮食进补这件事太麻烦了。中国地大物博，进补所涉及的食材多达数百种，每到一个季节，我就要告诉咨询进补的患者，这十几种食物应当多吃，那十几种食物要少吃。这么多种类的食物，别说老年人，年轻人也记不下来。让老百姓们照着这份食谱去进补，实在是太麻烦了。其实，进补不需要一一记忆食材这么教条。如果对进补的要求不是很高，只需记住一两条简单的进补原则，就足以满足一般人的需要了。

遇到一些咨询秋天如何进补的患者，如果没有时间详细解答，我一般都是这么回答他们："您哪，记住秋天多变着花样吃点水果，就行了！"多吃水果，这便是秋季进补最简单的原则。

民间俗语说："春天吃花，夏天吃叶，秋天吃果，冬天吃根。"这句话符合"春生、夏长、秋收、冬藏"的原则。春天是植物播种发芽的季节，花朵是植物产生种子的器官，春天百花齐放，花朵最为娇艳，正好可以食用。夏天万物生长，植物的叶子最为茂盛，营养也最丰富，因此夏天适合吃叶，可以多吃一些绿叶蔬菜，对避免暑热有很好的作用。秋天果实成熟，植物的营养精华都储存在果实中，因而秋天适合吃植物的果实。冬天万物凋零，植物的精华都藏于大地之中，因而冬天适合吃植物的根茎。

根据这句民间俗语，秋天养生的主要秘诀是多吃水果。这个做法也基本符合之前介绍过的几大秋天进补的原则。之前说过，秋季应当预防秋燥和调补肺脏。大部分水果都富含汁液，有助于滋补津液、润喉养肺。水果大多是甜的，有一定的润喉功效，嗓子干燥的时候吃一些比较舒服。秋天还应该多吃酸味的食物，很多水果也有一定的酸味，大部分水果都含有果酸，符合"秋少辛增酸"的进补原则。大部分水果还有降低血脂、清理肠胃、调理二便、滋润皮肤、补充果酸和维生素等功效，尤其对于平时过多食用油腻、辛辣食物的人来说，多吃水果的好处很大。

当然，这并不是说秋天进补只能吃水果，也不是说所有的水果都适合秋季食用。如果您工作繁忙，记不住秋季进补所需的种种食材名目，平时也没有时间为自己烹饪复杂的进补菜品，那不妨把“秋天吃果”当作秋季进补的基本原则，每天比平时多吃一个水果，就可以简单省事地实现秋天进补的目的了。

在秋天吃水果也要掌握一些技巧。

多吃当令水果。这个原则好理解，人体和自然相呼应，对于大部分身体健康的人来说，当令的水果、蔬菜是最适合食用的。如果您忘记了秋季具体应该吃哪种水果，可以到菜市场里随便观察，哪种水果的数量最多、价格最便宜，哪种就是当令水果，可以买一些回来吃。有些人迷信进口水果，看到进口的水果卖相好看、价格昂贵，就觉得“外来的和尚会念经”，认为进口水果的滋补效果一定会更好，专门买来吃。其实大可不必。国外的水土气候和我们居住的环境不同，水果的种类也有差别。一般来说，还是本乡本土、种植位置最近的农作物，对人的滋补效果最好。进补不需迷信进口食物，买本地的物产就可以了。

还请注意，任何水果都不宜长期单一地食用，应当经常变换品种。其实，并不是所有的水果都适合在秋天食用。如果您记不住到底哪些水果秋天可以吃，哪些水果不可以吃，那么最简单的办法就是经常变换品种。市场上常见的几种水果轮流吃，就可以避免误食秋冬忌食的水果了。

最好不要空腹吃水果。有些水果如柿子，是不能空腹食用的。糖尿病患者还要注意，水果含有大量糖分，在食用前应该咨询医生，严格按照糖尿病人的饮食要求来食用。另外，水果在食用量上也有限制，每天以100克为宜，最多不宜超过200克，大便稀溏的人应该酌情减少食量。可以把水果作为饭后的加餐，在饮食半饱之后，适当吃100克左右的水果。但不要把水果当饭吃，那样会影响正餐营养成分的吸收。只要遵守这些原则，在秋天多吃水果就可以起到进补的效果了。

第四章

冬天进补
可以不吃肉，吃素也能大补

冬天只有吃肉才能进补吗?吃肉进补并不是唯一的选择，吃素也能大补。可别小看素食的能量，很多素食也有补肾、补阳的进补功效呢!

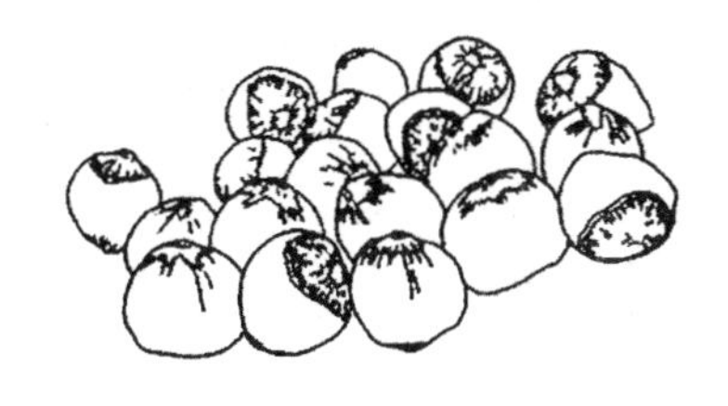

◎“冬有生姜，不怕风霜”，霜降之后吃点姜

民间俗语说：“补冬不如补霜降。”到了霜降的时节，可以开始冬季进补，适当吃一些生姜之类的辛辣食物。

每年，我们中医门诊，都是第一个知道天气变凉的地方。每年快到冬天的时候，年轻人还不觉得天气变冷，但一些来看病的老人，已经裹上了厚厚的棉衣，坐在屋里也是束手束脚的，生怕手脚受凉。这说明，这些老人的身体比别人更为虚弱，气血不足，对天气变冷更加敏感。根据我们的观察，每年一般到了十月份，就已经有老人开始穿上冬衣了，这也标志着，每年到了十月份以后，天气就开始转凉了。

居住在北方的朋友大概都有这个印象：一进入十月份的下半月，就开始数着日子盼着供暖了。因为这个时候，气温已经大幅度下降，但是很多地区的供暖还没有开始，是一年中室内最冷的时候。尤其是身体虚弱的老人，更是经不住寒冷，很多

家庭都开始使用电暖气，缓解这段时间的寒冷。

其实，按照中国的节气划分，10月下半月还没有进入冬天，阳历的10月23日到11月7日这段时间，属于“霜降”，是秋季最后一个节气，霜降之后才正式进入冬季。但是从霜降开始，气温已经大幅度下降，在生活习惯和进补规律上，已经类似于冬季。因此，我们所讲的冬季进补，其实是从霜降，而不是从立冬开始的。民间也有俗语说：“补冬不如补霜降。”闽南地区的民间谚语则说：“一年补通通，不如补霜降。”这些俗语都说明，进入霜降，就可以开始冬季进补了，可以把饮食的重点放在冬季滋补养生上了。

霜降时节的天气特点是寒冷，特别是老年人，要提防寒邪伤人。夜间睡觉和白天外出的时候，应当注意保暖。最好早睡晚起，在太阳出来、温度升高后再进行户外运动。

身体虚弱的老年人在霜降的时候，可能会感到手脚冰凉，这是气血不足的表现。这类老年人可以多吃补气血的食物，如红枣、栗子、山药、花生等。之前讲过，秋季进补不宜吃太多肉食。到了霜降，就可以开始多吃肉食了，如牛肉、羊肉、鱼肉等。可以把食物制作得稀烂一些，一次少吃一点，以助于消化。

“秋少辛增酸”，秋天干燥，秋季养生不宜吃辛辣的食物，但是到了冬季，可以适当吃一些辛辣的食物来驱寒，比如生姜、葱、蒜等。俗话说：“正月葱，二月韭。”说的就是这个道理。

以生姜为例，生姜是一种非常好的冬季养生食物。俗话说：“四季吃生姜，百病一扫光。”“早吃三片姜，胜过人参

生姜

性味归经：味辛，性微温，归脾、胃、肺经。

进补功效：发汗解表，温中止呕，化痰止咳。

进补方式：生姜红枣茶，姜汁撞奶，也可在洗脚水中加入姜汁泡脚。

汤。”孔子说过：“不撤姜食，不多食。”这话的意思是说，孔子每顿饭一定要吃一点姜，但是也不能多吃。要注意，秋季是不宜食姜的，《本草纲目》云：“古人言，秋不食姜，令人泻气。”孙思邈也说：“八九月多食姜，至春多患眼疾，损寿减筋力。”但进入寒霜以后，则是到了吃姜的时节。《珍珠囊》说，姜能“益脾胃，散风寒”。因为姜味辛辣，可以在体内产生热气，祛除冬季的寒气，所以受冻的病人，就可以常喝姜汤来驱寒，预防感冒等常见疾病。王安石在《字说》里曾说：“姜能疆御百邪。”他认为姜是抵御病邪的理想食物。民间也有俗话说：“冬有生姜，不怕风霜。”冬天吃姜，正合适。

生姜还可以治疗胃受寒。如果冬天吃了寒凉的东西，或者夜间睡觉没注意保暖，腹部受凉，那么不妨吃一些生姜，可以祛除胃里的寒气。

吃姜要注意，一是冬季吃姜要去皮，二是不要在晚上吃姜。《本草纲目》上说，生姜“要热则去皮”，冬季吃姜是为了驱寒，所以要把皮去掉。

吃姜还要注意时间。所谓“一年之内，秋不食姜；一日之内，夜不食姜”。《本草纲目》云：“生姜辛温主开发。夜则气本收敛，反开发之，则违天道矣。”因此，晚上最好不要吃姜，把吃姜的时间放到早晨或者中午。俗语说：“早吃三片姜，胜过人参汤。”就是这个道理。

除此之外，吃姜没有别的什么限制，姜有很多种吃法。

鲜姜可以直接食用，也可以加入各种菜肴中，如炒菜中放入一些姜丝，或在各种炖煮菜中加入姜丝、姜块。鲜姜也可以制成姜汁撞奶、生姜红茶等滋补的饮料，还可以把姜切成细丝和茶一起泡开饮用。俗话说：“烫茶伤人，姜茶治病。”《本草纲目》云：“姜能助阳，茶能助阴，二物皆消散恶气，调和阴阳，且解湿热及酒食暑气之毒。”姜茶是非常好的滋补品。还可以在姜茶中加入红枣，做成生姜红枣茶。

生姜红枣茶

原料：生姜1块，红枣若干枚。

做法：生姜洗净，切片；红枣洗净，去核；将生姜、红枣放入杯中，冲入开水，盖上锅盖焖10分钟，放凉后就可以饮用了。

单独以姜为材料的饮食不多，南方有一道有名的小吃叫姜汁撞奶，利用姜和牛奶的化学反应，制成一道固态的小吃，香甜又有口感，在南方非常受欢迎。做好姜汁撞奶的关键，是要掌握好牛奶的温度。

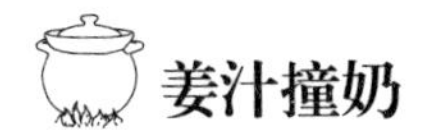

姜汁撞奶

原料：生姜1块，鲜奶、白糖适量。

做法：生姜洗净，削皮，榨汁，倒入大碗中；取一些鲜奶，姜汁和鲜奶的比例约为1∶8，将鲜奶煮开，加入适量白糖，然后关火；接下来，要不断搅拌牛奶，直到牛奶温度为70摄氏度左右时，倒入姜汁，如果牛奶的温度掌握得当，那么等待一段时间后牛奶就会凝固，即可食用。

姜汁还可以用来泡脚。《千金要方》说："冬季洗足而卧，则无冷病。"睡前泡脚有助于冬季养生。乾隆皇帝总结自己的养生经验时说："晨起三百步，晚间一盆汤。"这个"晚间一盆汤"指的就是在晚上用一盆水来泡脚。在冬季，身体虚弱的老人容易手脚冰凉，更应该在睡前泡脚。而在洗脚水中加入姜汁，能更好地缓解手脚冰凉的症状。

另外，冬季要祛除寒凉，还应该做适当运动。在天气温暖的时候，适当坚持一些锻炼，可以增强体质，增加体内的阳气。

◎“立冬萝卜赛参汤”，冬天多吃萝卜错不了

冬天主闭藏，应当减少外出活动。俗话说：“立冬萝卜赛参汤。”冬天可以多吃一些萝卜。

锻炼是长生之道，正所谓“流水不腐，户枢不蠹”，冬天也应该坚持锻炼。俗话说：“冬天动一动，少闹一场病；冬天懒一懒，多喝药一碗。”但是，冬季锻炼要适度。有些老年人喜欢高强度的锻炼，比如在寒风中跑步、跳绳，甚至有些老年人喜欢冷水浴，喜欢冬泳，这些我都是不赞成的。

有一些患者向我咨询冬浴、冬泳适不适合他们，还向我列举了冬泳的种种好处：强身健体，预防疾病。但是，无论咨询的人是什么年龄，身体健不健康，我一律都回答：“不建议你参加冬浴和冬泳。”最显而易见的理由是，冬浴和冬泳都是非常危险的运动。冬天寒冷，人的血管会收缩，遇到冷水的时候，血管收缩更剧烈，会增加心脑血管疾病的发病几率。尤其对于

老年人，冬浴和冬泳是很危险的。此外，过强的寒冷刺激、不干净的河水，会使身体虚弱者更容易患上感冒和呼吸道炎症等疾病。身体失温，也是冬浴和冬泳的危险之一，老年人本来就气血不足，在冬季容易体温过低，如果再经受冷水浸泡，失温的风险就更高了。且不说，在野外游泳还有抽筋、溺水的危险了。

总之，中医养生注重的是“循序渐进”“顺其自然”。在冬天，养生的要点是注重保温，避免寒邪入侵。冬浴和冬泳则反其道而行之，是不符合养生规律的。除非是那些已经在专业人员的协助下，用科学的方法锻炼多年的冬泳爱好者，在有充分准备和保护的情况下，可以有限度地尝试，否则一律都不应该尝试冬浴和冬泳这类极端的锻炼方法。

冬浴和冬泳太极端，那在户外进行简单的体育锻炼总可以了吧？有些老人在冬天早早起床，六点多就到楼下做伸展运动，活动活动腿脚，然后买了早点回家吃。早睡早起，坚持锻炼，是最健康的了吧？

其实这种锻炼方法也不可取。《黄帝内经》说：“冬三月，此谓闭藏，水冰地坼，无扰乎阳。早卧晚起，必待日光；使志若伏若匿，若有私意，若已有得；去寒就温，无泄皮肤，使气亟夺。此冬气之应，养藏之道也。逆之则伤肾，春为痿厥，奉生者少。”

“闭藏”是冬季的特点。就像万物在冬天都要睡眠、休养一样，人到了冬天也应该躲起来休息，不要让阳气外泄。《黄帝内经》说在秋天应当“早卧早起，与鸡俱兴”，但是到了冬天就不同了，应当“早卧晚起”，这是在告诉人们，冬季可以贪睡一些，到了太阳出来的时候再起床。这是因为在古代，取暖设备较差，太阳落山以后屋里会比较冷。如果在太阳没出来的时候就早早地起床，容易损耗自身的阳气，不利于养生。

现代人的取暖设备比古代先进了，北方的冬天一般屋里都很暖和，早起一点，在室内活动也是可以的。但室外非常寒冷，太阳没有出来之前，不应该去室外活动。在冬季，阳光是最为宝贵的东西，民间有“冬阳贵如金”的说法，一定要利用有阳光的时间进行户外活动。对于冬季缺少取暖设备的南方人来说，早睡晚起更是应该遵守的养生原则，对于身体虚弱的人来说尤为重要。

《黄帝内经》说：“去寒就温，无泄皮肤，使气亟夺。”冬季养生，要注意保暖，“去寒就温”，不要让阳气外泄。但保暖也要有限度，不要过暖以至于出汗。不能出汗，是为了避免出汗时皮肤毛孔张开，阳气外泄。因此在冬季，应该少泡温泉、蒸桑拿，这些活动会让身体大量出汗。

《黄帝内经》说：“逆之则伤肾，春为痿厥，奉生者少。”如果冬季养生没能遵守以上“闭藏”的原则，就容易损害肾气。等到了春天，人就容易生气不足，精神萎靡不振。

民间俗语说：“立冬补冬，补嘴空。”冬天是应当进补的时候了。冬天在饮食上，又应该注意什么呢？

冬季进补，可以多吃萝卜。

萝卜生长于地下，带有闭藏的性质，适合冬季养生的特点。民间俗语中有不少冬天吃萝卜的说法。有俗话说：“立冬萝卜赛参汤，不劳医生开药方。”还有的说：“常吃萝卜常喝茶，不找医生把药拿。”萝卜更有“十月萝卜小人参”“萝卜上了街，药铺取招牌”之类的美誉。

白萝卜

性味归经：味辛、甘，熟者性平，归肺、胃经。

进补功效：下气化痰，化积宽中。

进补方式：海带萝卜排骨汤、萝卜茶，也可与其他菜肴搭配食用。

萝卜本身就是很好的滋补品。而且萝卜性味平和，多吃也不会上火。萝卜能消食开胃，可以帮助身体消化在寒冬中吃下的过多的油腻。《本草纲目》中说萝卜是“蔬中之最有利益者”，是可以连续吃一个冬天的好食品。

萝卜的美名有很多，除了“小人参”外，还被称为“假燕窝”。传说武则天当政时期，洛阳关东长出一个大萝卜，百姓把这个萝卜进贡给武则天。武则天龙心大悦，命令御厨用这个萝卜烹饪美食。御厨们心说，萝卜能做出什么好吃的菜肴呢？但是武则天命令已经下了，御厨们只好使出浑身解数，把这个萝卜精心烹调，做成一道美味的羹汤。武则天吃了之后，赞不绝口，称其有类似燕窝的味道。从此，萝卜也有了“假燕窝”的美誉。尤其是古代的贵族，平时大鱼大肉吃多了，都喜欢吃一些清爽的萝卜，清新爽口，调养脾胃。萝卜是很多富贵人家青睐的日常食物。

萝卜的吃法也有很多，既可以生吃，也可以加入到各种菜肴中。比如，可以放入粥中，做成萝卜粥，这是《饮膳正要》中的一道食疗方。还可以加入山药，做成山药萝卜粥；加入香菇，做成香菇萝卜粥。可以说，萝卜在菜肴中是一种“百搭”

的食物，和各种食材都能搭配。

萝卜可以做成炒菜，也可以放入炖煮菜中，还可以做成汤菜。白萝卜和海带、排骨一起炖煮，可以制成海带萝卜排骨汤。

海带萝卜排骨汤

原料：白萝卜1个，小排骨400克，另备干海带结、姜片、料酒、盐适量。

做法：干海带结洗净泡发；白萝卜洗净削皮，切块；排骨焯水；锅中加清水，放入排骨、姜片、料酒，炖煮约1个小时煮烂；加入海带结和白萝卜块，小火煮20分钟左右，加适量盐调味即可。

《医门八法》中还记载了萝卜茶。这款茶能缓解咽喉肿痛，平时饮用也有润喉和滋补的功效。

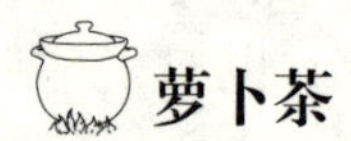

萝卜茶

原料：白萝卜200克，白糖少许。

做法：白萝卜洗净，削皮，切成细丝，放入碗中，用热水熏蒸的方法熏热，加少许白糖，用开水冲服。

冬季最常吃的菜肴还有羊肉炖萝卜，其中羊肉温补，萝卜润燥，两种食材互相搭配，可以避免羊肉伤及脾胃，又能尽到进补的效果。萝卜和其他肉食炖煮，也有增进味道、减少肉类燥火的功效。

冬季进补，别忘了早睡晚起，也别忘了多吃萝卜。

◎“栗子稀饭赛补剂”，冬天补肾吃栗子

冬季是补肾的季节。俗话说：“腰酸腿软缺肾气，栗子稀饭赛补剂。”想补肾，可以多吃点栗子。

冬天是进补的季节，重视进补的老年人，早在冬季开始之前就已经为进补作准备了。有一位老人颇为得意地跟我讲，他泡了一罐好酒，用东北淘来的人参、山东淘来的鹿鞭、上好的白酒，泡了好几年。一到冬天，他便把这酒拿出来喝一些，喝完浑身热乎乎的。他对我说：“你看，我这药酒大补吧？补肾壮阳，冬天喝合适不合适？”

评价他这个进补方法，要分两个方面来讲。冬天补肾，这是正确的。《黄帝内经》上说：“肾者，主蛰，封藏之本。”冬季主闭藏，正是补肾的季节。肾在五脏中非常重要，是健康的根本，人的衰老，从根本上说是肾的虚弱。因此，冬季正是补肾、抗衰老、健体魄的好时机。

但是，补肾不能乱吃补品。药酒是中药的一种形式，但是药酒的选料和制作工艺有很严格的要求。药物和药物之间的搭配是一门学问，并非把各种大补的药材随便放在一起就能起到进补的功效。如果搭配不慎，可能反受其害。药酒的制作过程也有要求，药材在浸泡之前要经过一定的加工，药酒的制作时间、温度也有规定，如果自己胡乱制作，是不能保证药效的。

民间还有一个误区，认为补肾，就要吃和生殖有关的器官，如吃雄性动物肾、外生殖器才能补。这其实是有偏颇的，雄性动物的外生殖器和肾不能随便乱吃，而且很多蔬菜水果也有补肾的功效。特别要注意的是，冬季不适合吃肾脏。《金匮要略》云："冬三月，勿食猪羊等肾。"《千金要方》云："十月勿食椒，伤血脉。勿食韭，令人多涕唾。勿食霜打熟菜，令人面上无光。勿食獐肉，动气。勿食猪肾，十月肾旺也，不令死气入肾。"如果在冬天吃肾，非但不能进补，反倒有害。

陈立夫先生活到了百岁高龄，他在《我怎么会活到一百岁》中总结自己的养生之道："多食果菜，少食肉类。家贫其能不断餐者，因上一代兄弟友善从不分家，故能免于三餐不继。祖母茹素，家中每日所费于买菜之数，仅一元之十分之三而已。两素两荤，家里女人吃素的多，自然适合，我亦无所谓，其实正合乎养生之道。"这个做法符合养生规律。孙思邈说："善养性者，常须少食肉。"可见，多吃素才是长寿之道。虽然很多肉类有进补的功效，但从健康的角度讲，素食要比肉食更有利于健康。冬季补肾，可以多吃一些有补肾功效的素食，比如栗子。

栗子

性味归经：味甘，性温，归脾、胃、肾经。

进补功效：健脾养胃，补肾强筋。

进补方式：栗子粥，栗子烧白菜。

栗子味甘性温，有养胃健脾、补肾益气等功效，而且不像肉类那样油腻。在养生食疗中常用来补肾。《本草纲目》说栗子“治肾虚，腰脚无力”。《本草图经》说：“果中栗最有益，治腰脚宜生食之。”可见栗子补肾的功效很显著。

冬季吃栗子，不需要拘泥于做法，可以把糖炒栗子当作零食吃，可以把栗子和肉食搭配，做成栗子鸡一类的菜肴，也可以用栗子面代替主食吃，其中最有名的便是栗子面窝头了。传说当年慈禧逃难的时候，饥肠辘辘，一位村妇给慈禧做了一个棒子面窝头，饥饿难忍的慈禧吃了这个窝头，觉得无比好吃。回到皇宫以后，慈禧命御膳房给她做窝头吃。御膳房的厨师们一想，这棒子面的窝头多难吃啊，老佛爷当初是十分饥饿的时候，才觉得棒子面窝头好吃，现在还要给她做棒子面的窝头，那不得掉脑袋呀！厨师们急中生智，把黄豆粉、白糖、桂花和玉米面混在一起，制成了香甜面软、口感近似栗子面的窝头。慈禧吃了，果然赞不绝口。据说，真正的皇家栗子面窝头用的不是栗子，只是口感近似栗子面而已。但是这道菜传到了民间以后，很多人都改用栗子面和玉米面混合蒸煮的做法，味道香甜可口，可以作为主食，也可以当作休闲小吃。

栗子面窝头制作起来比较麻烦，如果经常吃栗子，更方便的是做成栗子粥。栗子粥也有突出的补肾功效。民间俗话说：

“腰酸腿软缺肾气，栗子稀饭赛补剂。”进入冬季以后，饮食中的肉类增多，经常喝栗子粥调理，滋养脾胃，可以缓解肉食给脾胃带来的负担。

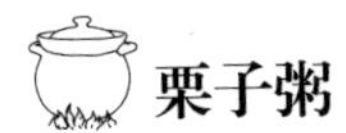

栗子粥

原料：栗子10颗，粳米100克，白糖适量。

做法：栗子去壳，和粳米同煮至黏稠，加入白糖调味即可。还可以在栗子粥中加入碾碎的核桃仁，制成核桃栗子粥。

栗子和白菜同炒，是一道家常菜肴：栗子烧白菜。栗子不太容易消化，白菜中的粗纤维可以促进消化和排便。白菜和栗子同食，可以达到理想的进补效果。

栗子烧白菜

原料：栗子20颗，大白菜500克，火腿片20克，白糖、味精、盐适量。

做法：白菜洗净，切成长段；栗子去壳，每颗一剖两半，煮熟；锅内放油烧热，放入白菜、栗子、火腿片，加适量水烧开，用小火焖5分钟后，加入适量盐、味精、白糖调味出锅即可。

除了栗子外，核桃也是不错的补肾食品。《本草纲目》说：“胡桃治腰脚重痛。下通于肾而腰脚虚痛者宜之。”民间俗语说：“核桃山中宝，补肾又健脑。”核桃和栗子一样，可以作为平时的零食食用，或者碾碎加入粥中，也可添加到各种菜肴中。

◎冬天少吃一点咸味，多吃一点苦味

孙思邈说："冬日宜苦不宜咸。"在冬天要少吃咸味的食物，多吃苦味的食物。

有位上了岁数的患者查出了高血压病，他过去是厨师，吃饭习惯"口味重"，在查出高血压病后，医生要求他不能再多吃盐了，每顿饭要尽量清淡。这下可把他郁闷坏了，咸味不够，他觉得吃什么都不香，总想在饭菜之余再来些咸菜什么的。好在他对自己要求比较严格，虽然心里不情愿，但是真的做到了少吃盐。复查的时候，医生都表扬他平时坚持得好。他自己也挺高兴，说他过去冬天经常腰腿酸软，心慌气短，自从口味清淡以后，冬天里精神也好多了。

这个可算是歪打正着的好处了。《黄帝内经》云："味过于咸，大骨气劳，短肌，心气抑。"《吕氏春秋》云："凡食无厚味，无以烈味重酒。"冬季尤其应当少吃咸味的食物。《遵生八笺》云："冬日肾水味咸，恐水攻火，故宜养心。"冬季吃太咸的食物，会伤及心气。夏天，人体大量出汗，有必要适当多吃盐，来补充汗液中流失的盐分。但这样的口味，不能维持到冬天。到了冬天，各种菜肴里的盐都要少放。吃火锅的时候，要少蘸佐料；烤肉的时候，也要少放一些调料。

冬季应该少吃咸，那应该多吃什么口味呢？孙思邈云："冬日宜苦不宜咸。"冬季应当多吃苦味的食物。

苦味的食物有很多，苦瓜、莲子、茶、咖啡、可可（巧克力）、杏仁、芹菜叶、萝卜叶、苦菊、莴笋、仙人掌都属于此列。

在冬季饮食中，可以吃一些晚熟的苦瓜。苦瓜好处很多，历史上，很多名人都喜欢吃苦瓜。大画家石涛就是一个，后人称他为"苦瓜和尚"。据说毛主席也喜欢吃苦瓜，特别喜欢吃苦瓜炒鸭子这道菜。

老苦瓜

性味归经：味甘，性平，归脾、胃经。

进补功效：养血滋肝，润脾补肾。

进补方式：凉拌苦瓜，清炒苦瓜。

很多人知道，苦瓜有清热祛火的功效，盛夏吃苦瓜可以避免中暑。因此就有人觉得，苦瓜是寒凉的食物，不适合在冬天食用。其实，不同时期采摘的苦瓜，有不同的药性。《随息居饮食谱》说苦瓜："青则苦寒，涤热，明目，清心。熟则色赤，味甘性平，养血滋肝，润脾补肾。"这是说，刚摘下来的青色的苦瓜，有清热祛火的功效，适合用来祛火；已经成熟了的、变成了红色的苦瓜，则性平，有润脾补肾的功效。冬天吃的，就是这种老苦瓜。

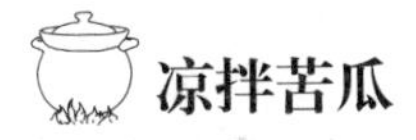

凉拌苦瓜

原料：老苦瓜1根，另备红辣椒、蒜蓉、生抽、醋、白糖、香油适量。

做法：苦瓜洗净，剖开，去籽，用开水煮熟。接下来要做调味汁，您可以根据自己的喜好，随意调配，常见的一种调味汁为蒜香型：红辣椒洗净，切丝；锅里放热油，烹炒辣椒丝和蒜蓉，炒出香味以后加入生抽、醋、白糖、香油，炒成调味汁，浇到苦瓜上即可。

清炒苦瓜也是常见的吃法。经过烹炒后，苦瓜的苦味减少了不少，口味更佳。

清炒苦瓜

原料：老苦瓜2根，另备干辣椒、蒜末、白糖、鸡精、盐适量。

做法：苦瓜洗净削皮，去瓤，切成片，放一些盐拌匀，先腌制一下；锅中热油，放入蒜末和干辣椒炝锅，煸炒出香味后，放入苦瓜炒熟，炒好后加白糖和鸡精调味即可。

莲子

性味归经：味甘、涩，性平，归心、脾、肾经。

进补功效：补脾涩肠，养心益肾。

进补方式：银耳莲子羹，莲肉糕。

莲子也是补肾的好食物。莲子既能除寒湿，又能补虚损，是古时候富贵人家常吃的养生食物。《红楼梦》第五十二回里写道，宝玉出门前，小丫环捧了一碗建莲红枣儿汤给宝玉吃。这个“建莲”，便是莲子。苦瓜不同时期的性味不同，莲子则是不同部位的性味不同。莲子里面的莲子心有清热的功效，外面的莲子肉则有进补的功效。《本草纲目》说莲子肉能“交心肾、益肠胃、固精气、强筋骨、补虚损、利耳目、除寒湿”，在冬天食用，也可以起到补肾的作用。

之前我们介绍过很多款莲子粥，莲子可以添加到各种粥、汤之中，不会影响菜肴的味道，还能够增加滋补的功效。如很常见的银耳莲子羹，喝起来味道香甜，可以作为一款甜点。

银耳莲子羹

原料：莲子50克，银耳30克，冰糖适量。

做法：将莲子洗净、银耳泡发后，一起炖煮至黏稠，加冰糖调味即可。

莲子也可以单独制成菜肴。莲肉糕是载于《士材三书》的食补方，有补脾益胃的功效，也是一款不错的美味甜点。

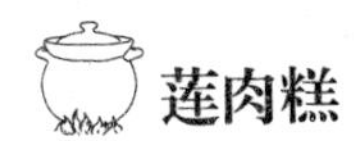

莲肉糕

原料：莲子200克，茯苓100克，糯米200克，白糖适量。

做法：莲子去心，煮烂，用洁净纱布包住莲子，揉碎；茯苓碾为细末；糯米淘净，与莲子泥、茯苓末混合，加适量白糖，用水和匀；取一个大碗，在碗中抹一层油，将和好的糯米团放入碗中，放在蒸锅上蒸熟，放凉后即可食用。

其实，冬天进补不一定非要避免寒凉的食物。冬天不能吃寒凉的食物，和古代取暖设备差有关。古代冬天苦寒，因而冬季偏重大补，轻视清补。如果您身体虚弱，也应该照此原则，吃熟苦瓜，弃青苦瓜；吃莲子肉，弃莲子心。但是，现代冬季室内温度挺高，人们平时饮食的营养也很丰富，进补的食物很充足，因此有的人在冬天非但没有感受到寒气，反倒生了内火。这种情况下，不妨各种苦瓜都吃一吃，莲子心和莲子肉也一起吃，不用偏重温热。甚至在上火的时候，适当吃一些清热祛火的食物也可。

茶，是冬天每天都应该喝的。俗话说："茶水喝足，百病可除。""好茶一杯，不用请医家。""一日无茶则滞，三日无茶则病。”可见饮茶的重要性。冬季饮茶，尤其是苦味的茶，有一定的滋补作用。还可以用芹菜叶、萝卜叶、苦菊、莴笋等食材做菜，在饮食中多增加一些苦味。

冬季应当少吃咸，另外，也应当少吃甜。从冬季储存能量的角度来讲，有的人觉得，冬季应当多吃一些甜食，多储存一些能量，才能对抗寒冷的冬季。但甜食为甘，甘入脾，脾属土，肾属水，土克水，脾盛则克肾。吃过多甜食，会由脾伤肾，不利于冬季补肾养生。所以，冬天还是少吃点甜食为好。

◎“冬藏”勿忘减肥，试试滋补减肥方

“冬藏”和减肥不矛盾。在冬天吃一些既有进补功效、热量又不高的食物，就可以实现进补减肥两不误。

中医门诊里，有时会有年轻人来询问减肥的事，大概是看到广告里写“中医减肥”“针灸减肥”之类的广告，以为中医有什么减肥的秘籍。其实，中医没有什么减肥的秘籍，无非就是少吃多动而已。如果是因为身体疾病导致的肥胖，中医的确可以治疗，把身体调理好了，身体不会过多地积存脂肪，人就容易减肥。但从根本上来说，少吃多动才是减肥的根本道理。如果这个人贪吃不动，用再多的药，下再多的针灸，也是不可能把人变瘦的。

有一次，一个女孩子找我减肥，我给她诊了脉，觉得她没有什么健康问题。正好那天病人少，我就和她多讲了讲减肥的方法。这时，有位老年患者在一旁听到了，突然插嘴对那女孩

子说：“姑娘，‘冬藏’‘冬藏’，冬天不能减肥的啊，这不健康！”

我看了一眼那位老年人，她自己就挺胖的。我忍不住说了她一句：“您自己注意一下减肥吧。”她听了有些不高兴：“我老都老了，还减什么肥啊。”

她这个观点是错的。很多人都有这个疑问，老人也需要减肥吗？尤其是老年女性，我们身边有很多中老年妇女都有着宽大的身子，也没有什么不健康。于是，有的人便认为，老年肥胖是一种正常的现象，胖都胖这么多年了，没有再减肥的必要了。还有的人认为，俗话说“老来胖是老来福”，胖了还更好呢！

其实，“老来胖是老来福”是一句误导人的话。之所以有这么一句俗话，是因为旧社会百姓缺衣少穿，很多人食不果腹，剩下的一点口粮，首先要给劳动力吃饱，其次要照顾小孩吃，老人便经常会忍饥挨饿。如果老人能胖，说明这个家里有余粮，不愁吃不愁穿；也说明这家晚辈孝顺，家庭和睦。那你瞧，这可不就是“老来胖是老来福”嘛。

但从身体健康的角度讲，老来胖对身体是没有好处的。无论是西医还是中医，都把身体肥胖看作是一种疾病。《黄帝内经》云：“凡治消瘅仆击、偏枯痿厥、气满发逆，甘肥贵人，则高梁之疾也。”西医也认为，随着体重的增加，人患有各种疾病的风险也会增加。很多老年常见病、慢性病和致死疾病的患病率都和肥胖有关。肥胖还会影响这些疾病的后续治疗。为了健康考虑，正常的体重要比过高的体重好。那句“千金难买老来瘦”才是正确的养生观点。

有的人问：冬天是闭藏的季节，不是应当储存能量吗，那冬天减肥还符合养生规律吗？这里要解释一下，所谓冬天闭藏，指的是要闭藏阳气，闭藏生机，而不是闭藏脂肪。过胖多属于湿邪，冬天的闭藏，当然不是说要把湿邪等病邪一起闭藏到身体里，否则到了春天，病邪和阳气一起从体内生发，这春天还不得生病吗？正因为冬天闭藏的特点，更应该利用冬天消除体内的病邪，让身体健康地迎接春天。

冬天进补和减肥是不矛盾的。减肥，应当避免的是食物中热量的摄入。**在冬天进补的食物中，有一些食物的热量不高，可以用来减肥，比如萝卜、苦瓜、莲子、海带、鱼、虾、鹅肉、鸡肉等。**冬天多吃这些食物，既能起到进补的效果，又能减少热量的摄入，加上适当锻炼，就可以减轻体重。另外，很多人的肥胖和脾虚有关，吃一些健脾的食物，也有助于减肥。之前介绍的米粥、山药等健脾胃的食物，都能够帮助减肥。减肥的人还要注意少吃糖。之前介绍过一些食疗方，需要添加蜂蜜、冰糖，过胖的人就别食用了，或者不添加蜂蜜和糖，改加木糖醇等无糖的甜味剂。

冬天减肥可以试试冬瓜海带汤。海带和冬瓜都有减肥的作用，《食疗本草》说海带“久服瘦人”，说冬瓜“欲得肥者，勿食之”。不过，海带和冬瓜性偏凉，冬天不宜多吃。在喝海带冬瓜汤的时候，注意一定要趁热喝。如果脾胃虚寒，可以在汤中加入排骨或者肉丸，增加汤品的温热性。这道汤最好在饭前食用，以减少正餐的量，起到减肥的效果。

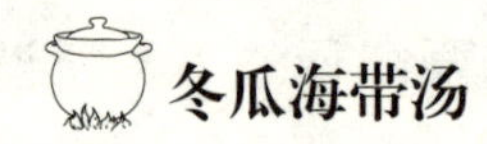

冬瓜海带汤

原料：冬瓜250克，海带300克，鸡精、盐适量。

做法：海带泡30分钟左右，洗净，煮熟；冬瓜削皮、去籽，切成薄块；把冬瓜放到海带汤中一起煮10分钟左右，熟后在汤中加入盐和鸡精调味即可。

老年人减肥，一定要遵守循序渐进的原则。老年人的各项身体指标都在下降，快速减肥会给身体器官带来负担，容易引起疾病。因此，老年人减肥要慢慢来，尽量做到“润物细无声”般的减肥：先做到体重不增加，再稍微减少一点热量的摄入，增加一些轻松的运动，假以时日，体重就会慢慢地下降。

◎“是药三分毒”，吃补药前先学会分辨

身体特别虚弱的人，在秋冬季节可以适当吃一些人参、枸杞子、何首乌等补药。

懂得养生的康熙皇帝曾经说过这么一段话：“服补药大无益。药性宜于心者不宜于脾，宜于肺者不宜于肾。朕尝谕人勿服补药。药补不如食补。夫好服补药者，犹人之喜逢迎者。天下岂有喜逢迎而可为善乎？”康熙认为，“药补不如食补”，这也符合中医学的一般原则。当然，事物都有两面性。药补不如食补，不意味着永远都不能吃药。在不得不吃药的情况下，药补的手段也是必需的。

如果有患者问我，进补能不能自己买点补药吃？我的回答都是言简意赅的：“不能。”所谓“是药三分毒”，很多中药材都是有副作用的，不能随便乱吃。而且吃药进补讲究对证下药，不同的补药对应不同的体质，在没有医生诊断之前乱吃

药，可能会越吃越生病。这么说可能并不严谨，因为人们在日常饮食中，经常能接触到补药。如很多汤品，其中所放的大枣、桂圆、枸杞子、山药等，都是常见的补药。很多人做饭的时候，随手就放一些，滋补的效果也很不错。

中医食药不分家，最平常的食物，也可能是非常好的药物。比如有大补功效的米粥，就是寻常百姓家的食物。反之，一些常用药物其实也是食物，比如人参，本来就是地里长的植物的根茎。古人挖出来一尝，可以吃，不明药理的时候就当野菜吃了。再比如蜂蜜，本来是传统的中药，但现在蜂蜜也广泛使用在各种饮食中，有时为了调节口味就放一些，也可以算是日常食物了。从严格意义上说，食物和药物没有严格的分界线，用食物进补的同时，也可以适当吃一些药物。

不过，很多药物都有副作用。一般来讲，滋补功效越大的药物，副作用也越大，食用起来越要谨慎。原则上说，凡是那些只能在中药店才能买到的药材，都应该有医生的处方才能服用。如果您打算使用药物进补，在第一次进补前，应该找一个专业的中医医生诊断一下，判断您的体质，告诉您该吃哪些药材，什么时候吃，吃的量多少。当您身体状况发生变化的时候，也要找医生重新诊断。尤其是那些有慢性病的人和平时还在另外服药的人，更有必要先找中医医生咨询，再开始进补。比如高血压患者，如果乱吃补药，可能会造成血压上升。

自己在家采用药物进补时还应该注意，一定要购买正规中药店的药材，也可以买正规大药厂出产的中成药。注意，只有注明“药”准字的中成药，才是正规的药品，不要买资质不明、厂家不明的保健品。在服用的时候，要尽量采用小剂量、大间隔的服用方式。一开始只吃一点点，一顿吃完后，几天之内不要再次服用。如果发现身体没有不良反应，才可以稍微增加服用剂量，缩短服用间隔。还要注意，在生病的时候，如感冒发烧时，要停服补药。

适合秋季进补的药材有沙参、太子参、玄参、百合、阿胶、胡麻仁、玉竹、天冬、麦冬、生地黄、熟地黄、白芍等。适合冬季进补的药材有人参、牛膝、枸杞子、何首乌、覆盆子、菟丝子、海马、葫芦巴等。

人参是传统的滋补品，有大补元气的功效。不同制法的人参功效也不同，但大多有补气的作用，因此比较适合在冬季进补。

人参药力凶猛，在家中进补人参时，如果没有医生的处方，要注意一次少吃一点，以小于2克为宜，两次之间至少间隔2～3天。可以将人参用开水冲泡，也可以放到汤和粥中炖煮。这种进补方式较为温和，一般不建议采用直接咀嚼、吞服的办法。需要注意，人参忌与生萝卜同食，身体没有虚弱症状的人尽量不要吃人参。有热证、心悸、失眠、口舌干燥、大便干结、血压高、血糖高等病症的人，也应忌食人参。如有上述病症，在咨询医生之后，可改吃党参。党参性平，禁忌较少。

枸杞子在饮食中很常见，平时炖煮菜肴的时候，放上几粒都没问题，也可以用来泡茶。因为枸杞子有补肾的功效，所以特别适合在冬天吃。但是，有失眠、血压高症状的人，不宜吃枸杞子。

何首乌有生首乌和制首乌的区别。冬季进补一般采用制首乌。可以用泡水喝的方式进补，也可以加入米粥中食用。制首乌有一定的补肾功效，肾虚患者在冬季可以适当服用，但在没有医生诊断的情况下，不宜大量服用。每次泡水不宜超过1片，两次服用之间至少间隔2～3天。要注意，何首乌忌与猪血同食。

黄芪有补虚益气的作用，性微温，如果有气短乏力、气虚体弱的症状，可以在冬天吃一些黄芪。黄芪常见的做法有炖鸡、煨枣等。黄芪炖鸡，是在炖鸡时加入50克左右的黄芪即可，也可以加一些当归，按照当归和黄芪1∶5到1∶3的比例。黄芪煨枣，是将黄芪和红枣同煮。红枣也有益气补虚的功效，常和黄芪搭配使用，因而也可以在黄芪炖鸡中直接加一些红枣。要注意，发热病者、有热毒疮疡者、胃脘胀满者忌食黄芪。

麦冬性凉，不宜在冬季服用，但麦冬有润肺生津的功效，可以在秋天干燥的时候适当服用。麦冬可以加入各种汤品和粥品中，也可以冲茶喝。在没有医生处方的情况下，一次不宜超过10克。腹泻、畏寒、小便清长、舌苔白润的人，不宜服用麦冬。

鹿茸性温，有补肾阳的功效。服用鹿茸要谨慎，最好能有医生的处方再服用。自己服用时，一次不要超过1克，可将其加入到汤品中。如果出现头晕目赤等情况，要立刻停止服用。

第五章

冬天吃肉别盲目，搭配好才能进补好

冬天来了，可以多吃点肉来抵御冬天的寒气了。但吃肉也不能盲目地吃，吃什么，怎么吃，都有讲究。最科学的吃法是：荤素搭配。

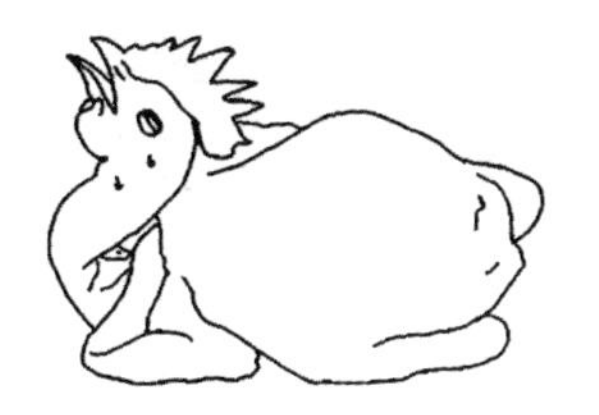

◎“逢九一只鸡，来年好身体”，冬天吃鸡能补气

俗话说：“逢九一只鸡，来年好身体。”冬季进补适合吃鸡肉。其他肉类则要根据身体的具体情况而定。

记得小时候在农村，一到下雪的时候，就是快吃上肉的时候。一般下雪后没几天，生产队就组织大伙把队里养得最肥最壮的几头猪杀掉分肉。那几天，村里到处都可以闻到炖肉的香味，小孩子们满嘴是油地奔跑在田野间，那是童年最美好的回忆。

说来也奇怪，夏天，大部分人都不想吃肉。就算是在小时候吃不上肉的年代，到了炎炎夏日，对肉也没有食欲，只想吃一些凉爽解渴的食物。可是一旦天气转凉了，温度越低，人就越想吃肉。特别是到了数九寒冬，几乎是无肉不欢了。即便是肠胃不易消化油腻的人，到了寒冬，也都想吃一两块肉。

冬季进补，离不开肉类。虽然总体来说，少吃肉对身体好，但是肉类也是每日营养构成中不可缺少的一部分。肉食含有素食

所不具备的氨基酸等营养成分，可以起到很好的补益功效。老年人身体虚弱，光靠素食很难满足进补的需要，在冬季应该适当吃一些肉食。

不过，不同的肉是有区别的。对于西医来讲，肉类之间的差别主要是蛋白质、脂肪等营养成分的含量不同，整体差别并不大。但中医对肉类的研究非常细致，不同种类的肉有着不同的性味归经，进补的时候应当有所选择，不是吃什么肉都可以的。

夏季炎热，冬季寒冷，一般来说，夏季应该吃寒凉的食物祛除暑热，冬季应该吃温热的食物祛除寒气。肉类和其他食物一样，也是分寒凉与温热的。俗话说："夏吃鸭子冬吃鸡。"背后的道理是，鸭肉和鸡肉的性质不同，鸭肉性凉，适合夏季食用；鸡肉性微温，适合冬季食用。

性寒凉的肉类有：水牛肉、鸭肉、兔肉、田鸡、螃蟹、蛤蜊、牡蛎、蜗牛、田螺、螺蛳、蚌肉、蚬肉、乌鱼、章鱼等。

性平的肉类有：猪肉、鹅肉、驴肉、鸽肉、蛇肉、干贝、泥鳅、鳗鱼、鲫鱼、青鱼、黄鱼、鲈鱼、银鱼、鲤鱼、鲳鱼等。

性温热的肉类有：黄牛肉、羊肉、鸡肉（微温）、海参、虾、鲢鱼、带鱼、鳊鱼、鲶鱼、刀鱼、鳟鱼、鳝鱼等。

冬季并非一定要吃温热的食物，要根据具体的体质来判断。如果平时身体虚弱，到冬天觉得浑身寒冷，喜欢躲在温暖的室内不愿意外出，晚上睡觉盖厚被子，那么在冬天的时候，就不应该吃寒凉的食物，而应该吃温热的肉类进补，比如羊肉。

也有的人，因为冬季室内温度较高，空气干燥，温热的食物吃得太多，反倒出现了上火的情况。这时就不应该再吃温热的食物了，可以适当吃一些寒凉的食物。除了性凉、性寒的蔬菜外，也可以吃一些鸭肉、兔肉，既能满足冬天的营养需求，也可以起到清热的作用。

身体比较健康，既不体虚又没有燥火的人，冬季可以多吃鸡肉。俗话说："逢九一只鸡，来年好身体。"鸡肉性微温，偏向于性平，对人体的刺激很小。鸡肉既能提供丰富的营养，略微抵御冬季的寒气，又不会让人吃出内火，是冬季养生的佳品。鸡肉最好采用炖煮的方法制作，其中小鸡炖蘑菇是一款经典的鸡肉炖煮菜肴。

鸡肉

性味归经：味甘，性微温，归脾、胃经。

进补功效：温中补脾，益气养血。

进补方式：小鸡炖蘑菇，海参鸡汤。

小鸡炖蘑菇

原料：童子鸡1只，鲜蘑菇100克，另备洋葱丝、香菜、蒜末、葱段、葱末、姜片、蚝油、生抽、老抽、料酒、香油、胡椒粉、白糖和盐适量。

做法：鸡肉洗净切块，焯水后用蚝油、生抽、盐、料酒、胡椒粉腌制；蘑菇洗净切片；锅中热油，放入蒜末、葱段、姜片炝锅；放入腌好的鸡肉块翻炒，等到鸡肉变色时，加入蘑菇、洋葱丝翻炒；加入适量生抽、老抽、白糖和盐，加入水没过鸡肉，小火炖至汤收汁到一半；最后加入香油，放入香菜、葱末即可。

除了炖煮外，熬鸡汤也是不错的办法。鸡汤属于高汤的一种，是很多菜肴的原料。平时买了新鲜的鸡肉，可以用不吃的骨架子等部位熬汤，做菜时可以拿来使用。也可以专门制作鸡肉汤品。比如，可以在鸡汤中加入海参，炖成海参鸡汤。

海参鸡汤

原料：草鸡半只，海参2条，另备料酒、生抽、姜片、葱段、盐适量。

做法：海参泡发，剖开清理干净；锅内烧开水，放入海参，大火煮10分钟后捞出放凉，切成小段；草鸡洗净切块，焯水，加料酒、盐、生抽腌制；锅中加清水，放入鸡块、海参、姜片、葱段，用大火炖煮；水开后改小火煮30分钟，加盐调味即可。

如果想吃烤鸡，则要看烧烤的方式。如果是明火烧烤的鸡肉，对健康不利，最好不要食用。不过，现在市场上很多烤鸡采用的是电烤的方式，那倒是可以吃。不过在烧烤过程中大多会涂一些油脂，因此最好还是少吃。如果是熏鸡或者炸鸡，就最好不要食用，这两种烹饪方式都不健康。

牛奶也是广泛适合各种体质的补品。《养老奉亲书》中说：“牛乳最宜老人，平补血脉，益气长肌肉，令人身体康强润泽，面目光悦，志不衰，故为人子者，常须供之以为常食。”这也符合现代营养学的观点。现代营养学认为，牛奶中含有大量蛋白质和钙，而缺钙是老年人面临的一大健康问题，只要老年人没有乳糖不耐等少数不适合喝牛奶的病症，每天都可以喝适量牛奶。《千金翼方·养老食疗》云："惟乳酪酥蜜，常宜温而食之。此大利益老年。虽然，卒多食之，亦令人腹胀泄痢。渐渐食之。"这段话的意思是，乳制品、蜂蜜等甜食，不刺激肠胃又有营养，老年人应该多吃。不过，这些食物一次吃得太多，也容易让人腹胀腹泻，最好的办法是慢点吃，缓缓进补。喝牛奶，一天喝一两杯即可。关键是要坚持，持之以恒，就能起到进补的效果。

煮米饭的时候，把一半的水换成牛奶，煮出来的米饭有补益气血的功效。《仁寿录》还记载了用牛奶制成的滋补五香奶茶。做法为：将茶叶、蜂蜜放入锅中；倒入牛奶，用小火熬制成奶茶；加白糖调味，再放入研碎的杏仁和芝麻即可。这款饮品中，除了牛奶外，茶叶、蜂蜜、杏仁和芝麻都有滋补的功效，特别适合脾肾不足的老人在冬季作为饮料喝。

◎天气冷了吃点荤，“冬吃羊肉赛人参”

俗话说：“冬吃羊肉赛人参。”羊肉在冬天是非常好的滋补品，虚弱的老人在肠胃能承受的前提下，可多吃一些。

为什么冬天适合吃羊肉？不妨看一看中国古代游牧民族的历史。在古代，中国北方的游牧民族没有种植业，一直以牛羊肉和各种乳制品为生。相比之下，粮食和蔬菜都吃得比较少。按照现代的营养学来说，这样的营养结构是不太健康的。可是我们知道，北方的游牧民族体格非常强壮，力气很大。在和南方民族的战争中，游牧民族的战斗力很高，能打败比自己人数更多的对手。这是什么道理呢？

原因便在于北方天气寒冷。以牛、羊肉为主的饮食结构能够给人提供大量的热量，用以抵御寒冷的空气。在那么寒冷的环境下，如果硬要人们去吃素、吃米面，身体会因为缺少营养而冻得吃不消。寒冷的天气决定了游牧民族很少受到热邪的侵扰，吃大量温热的牛羊肉，却不会出现燥火，还能保持身体健康。

羊肉

性味归经：味甘，性温，归脾、肾经。

进补功效：益气补血，温中暖肾。

进补方式：清蒸羊肉，羊肉丸子冬瓜汤，羊肉炖萝卜。

羊肉是传统的大补食物。金元四大家之一的李杲认为："羊肉，甘热，能补血之虚，有形之物也，能补有形肌肉之气，凡味与羊肉同者，皆可补之。故日补可去弱，人参、羊肉之属是也，人参补气，羊肉补形也。"《本草纲目》说，羊肉能"补虚助阳"。俗话说："冬吃羊肉赛人参"，冬天正是吃羊肉的季节。

羊肉的做法最好以炖煮为主，以减少油脂的摄入。最常见的是涮羊肉，味道可口，口味也清淡，还可以和蔬菜同吃，避免了一次吃太多的肉。此外，清炖羊肉、清蒸羊肉、羊肉饺子、羊肉丸子这些采用炖煮方式烹饪的羊肉也是非常好的进补菜肴，既好吃，又易于消化。

清蒸羊肉

原料：羊肉500克，另备料酒、葱段、姜片、蒜片、盐适量。

做法：羊肉洗净，切块，焯水后用盐和料酒腌制；将羊肉块装入碗中，放入葱段、姜片和蒜片搅拌均匀；放入烧开的蒸锅中，大火蒸20分钟，待羊肉蒸到软烂，就可以食用了。

相比清蒸羊肉，羊肉丸子冬瓜汤更适合老人食用。因为清蒸羊肉虽然软烂，但主要的食材都是肉，未免腻了一些，应当和其他素菜一同吃才好。羊肉丸子冬瓜汤是一款汤菜，热汤可以养胃，又有冬瓜佐餐，减少了肉食的摄入。冬瓜有清热祛火的功效，能够防止过多食用羊肉而引起燥火。这款汤的做法也很简单，关键是要做好羊肉馅。

羊肉丸子冬瓜汤

原料：羊肉馅250克，冬瓜250克，生鸡蛋1个，另备料酒、生抽、老抽、香油、葱末、蒜末、姜末、香菜末、鸡精、盐适量。

做法：将羊肉馅和葱末、蒜末、姜末、料酒、生抽、老抽、香油、盐以及一个生鸡蛋混合在一起，按照一个方向搅拌，如果觉得湿度不够可以适当加水，如果觉得太稀，或者想少吃一点肉，可以馅料中加淀粉；一直搅拌，直到肉馅非常有韧劲了为止；冬瓜削皮去籽，切成薄片；锅中烧水，等水开以后，把羊肉馅团成丸子放到水中，再放入冬瓜；等到丸子和冬瓜充分煮熟以后，加一些盐、鸡精调味，撒上一些香菜末，就可以食用了。

◎光吃肉不算进补，搭配蔬菜美味又健康

光吃肉起不到理想的进补效果，牛羊肉可以搭配萝卜、土豆、番茄等食材一同烹饪。

有位老人找我看病的时候，很着急。他对我说：“医生让我进补，让我冬天多吃一些进补的食物，可我每次吃完后就上火，胸闷得很，我这还怎么进补呢？”我问他：“你吃的什么补品啊？”他说：“没什么特别的啊，就是牛羊肉，枸杞大枣这些。”我又问他：“除了这些补品，你还吃别的蔬菜吗？”他摇摇头：“我这人本来就不爱吃蔬菜，正好医生说到了冬天要多吃肉，我就尽量多吃肉喽。”我问：“你肉菜里也不放配菜？”他不解地说：“炖肉就是炖肉呗，放什么菜？”我对他说：“你这么吃肉其实一点也不科学，当然不可能进补了。”

冬季是吃肉的季节，大街小巷里到处都是烧烤店和火锅店，吃烤肉、吃火锅可以食用大量的肉类，但是不是这就等于

进补了呢？其实不是的。烧烤的烹饪方式并不健康，而且在烧烤料理中，人们大量吃肉，很少食用蔬菜等其他配菜，容易导致营养结构不平衡，起不到进补的效果。那么，火锅采用的是炖煮的烹饪方式，又含有大量的配菜，是不是火锅就是理想的进补方式呢？也不是。很多人吃火锅，是吃一口肉，再吃一口蔬菜，这不叫荤素搭配，顶多只能叫“调剂”，这种进补方式，也不健康。冬季吃肉进补，不光是吃肉的学问，也是如何搭配食材的学问。

进补光吃肉是不可以的。饮食搭配和中药配伍的原理类似，单一的食物在功效上难免有不足，吃多了可能对身体有一定的伤害。通过不同食材的搭配，减少某一种食物对身体的刺激，增强整体菜肴的进补功效，这便是经过搭配的菜品要比单一食材的进补效果要好很多的原因。

冬季进补应该如何搭配肉食呢？俗话说：“羊肉萝卜牛肉茶，猪肉文火加山楂。”这是老百姓总结出的最常用的搭配。羊肉配萝卜，可以去除膻味，又能增加鲜味；牛肉配茶叶，可以让牛肉更鲜嫩；猪肉配山楂，可以让猪肉更容易煮烂，味道更好吃。

也可以试试其他搭配。民间俗话说：“鱼生火，肉生痰。”肉食可以和化痰的食物搭配，如萝卜、百合、杏仁等。

羊肉和白萝卜是很经典的一组搭配。白萝卜性寒凉，能祛除羊肉中多余的燥热；白萝卜的化痰功效，可以祛除羊肉所产生的痰火；白萝卜还有补肾的功效。俗语说：“三天不吃萝卜汤，两腿腰部酥汪汪。”白萝卜能够补益羊肉的不足。羊肉和白萝卜在味道上也非常相配，一起烹饪可以减少羊肉的膻味。

羊肉和白萝卜最常见的做法，是羊肉炖白萝卜。这道菜烹饪起来很容易，味道鲜美，又有进补功效，是历史悠久的名菜，被百姓广为接受。据报道，2012年6月29日，中国三名宇航员圆满完成太空任务，安全返回地面的时候，首先吃的菜肴中也有羊肉炖白萝卜这道菜。

羊肉炖萝卜

原料：羊肉500克，白萝卜250克，另备洋葱丝、料酒、生抽、老抽、葱段、姜片、盐适量。

做法：羊肉洗净，切块，用水焯一下；白萝卜洗净，削皮，切块；锅内热油，放入洋葱炒香；放入羊肉煸炒，加入料酒、老抽、生抽，上色；在锅中放入清水，加入白萝卜块、姜片、葱段、盐，炖煮至羊肉熟烂即可。

还可以将羊肉和其他食材同煮。譬如，可以先取一些羊肉，洗净，切块，焯水，然后将山药块、胡萝卜块等块茎作物以及姜、葱段放入锅内同煮，再加入料酒、盐等调味。一般炖煮1小时左右，就可以制成鲜美的羊肉山药汤或者类似的汤品。

中医有句话："热无灼灼，寒无沧沧。"凡事不能过度，在饮食上，不能吃太热或者太寒的东西。羊肉虽然大补，但是太过温热，一般搭配一些有清热功效的菜肴，可以减少肉食的燥热。如刚才说的白萝卜，就有清热的功效。冬瓜也是清热的食材，因此羊肉丸子冬瓜汤，也属于冬季进补的经典菜肴。

肉食不容易消化，因此应该多和有健脾胃、助消化的食物一起食用，如山药、番茄、山楂等。比较经典的搭配有番茄炖牛肉。番茄能够增强脾胃的运化功能，帮助消化牛肉，减少食用牛肉后腹部胀满的感觉。牛肉中含有丰富的铁元素，番茄中含有大量的维生素，两者搭配在一起，还可以治疗缺铁性贫血。在烹饪牛肉的时候加入番茄，还可以让牛肉更快地煮烂。

牛肉

性味归经：味甘，性平，归脾、胃经。

进补功效：补脾胃，益气血，强筋骨。

进补方式：番茄炖牛肉，土豆炖牛肉。

番茄炖牛肉

原料：牛肉500克，番茄2个，另备料酒、黑胡椒、番茄酱、葱段、姜片、白糖、盐适量。

做法：将牛肉洗净，切成块，用水焯一下，加料酒、黑胡椒、盐腌制；番茄洗净，切块；把锅烧热，放油，放入姜片、葱段炝锅；放入牛肉块和番茄块翻炒，直到番茄炒出汁液；锅中加入清水，水烧开后，改为小火，炖煮至牛肉熟烂后，加入番茄酱，煮2分钟；最后加盐、白糖调味即可食用。

如果把番茄改为土豆，就是著名的土豆炖牛肉。这是北方的名菜，主要是因为北方盛产土豆。土豆可以提供丰富的淀粉，牛肉可以提供大量蛋白质，因此这道菜具备了全面的营养和较高的热量，特别适合在苦寒的北方用来抵御寒冷。毛主席诗词中的名句："还有吃的，土豆烧熟了，再加牛肉。"虽然是用来讽刺赫鲁晓夫的，但也间接说明了土豆炖牛肉这道菜肴在北方的知名度。

温热的肉类吃多了，容易上火，导致大便干结。俗话说："欲得长生，肠中常清。"吃油腻辛辣的食物时要特别注意润肠通便。吃肉的时候，还可以多吃一些粗纤维的食物，如豆类、蔬菜等。有些地区习惯吃黄豆炖牛肉，把黄豆炖得很软烂，吸收了牛肉汤的香味，有预防大便干燥的功效。

猪肉和白菜也是常被使用的搭配，在东北的炖菜中，猪肉常和白菜一起炖煮，饺子馅里也常见猪肉白菜馅。俗话说："白菜吃半年，医生享清闲。"白菜中的粗纤维能够促进排便，大量维生素等营养成分还可以补充肉类不能提供的营养。

猪肉

性味归经：味甘、咸，性平，归脾、胃、肾经。

进补功效：补中益气，滋阴润燥。

进补方式：猪肉炖白菜。

猪肉炖白菜

原料：猪五花肉500克，大白菜250克，另备红辣椒、花椒、八角、料酒、老抽、生抽、葱段、姜片、白糖、盐适量。

做法：将白菜洗净，切段，炒熟，盛出来放到一边；将五花肉切成小块，焯水；锅烧热，放油，加入葱段、姜片、红辣椒炒香，再加入五花肉、花椒、八角，把肉块炒至变色；加入料酒、老抽、生抽、白糖，炒出颜色来；在锅中加水，倒入白菜，把肉炖煮至稀烂为止，收汁；最后加入盐、白糖等调味品调味即可。

为了追求口感，也可以适当加粉条，要注意粉条吸水，因此要多加一些水。猪肉炖粉条也是东北的名菜，其搭配原理和土豆炖牛肉类似，也是采用高淀粉食物搭配肉食的模式。而且粉条和土豆一样，可以炖得稀烂，吸收鲜美的汤汁，非常好吃。不过从养生的角度讲，粉条淀粉含量较高且营养价值较低，不算是养生的佳品。

在制作肉食的时候，可以适当放蒜，不仅可以减少肉的腥味，还可以增加菜肴的营养。俗话说："吃肉不吃蒜，营养减一半。"蒜中的大蒜素能和瘦肉中的维生素B_1结合，促进身体对维生素B_1的吸收。维生素B_1有预防脚气、消化不良、便秘和促进肠胃消化能力、缓解情绪压力等功效，是老年人必备的营养品。

◎一边吃肉，一边保养脾胃

冬天吃肉进补，容易损伤脾胃。如果每天早晨喝一碗粥，饭前喝一碗汤，或者用鲫鱼代替牛羊肉，就可以避免吃肉伤胃了。

冬天里，有不少老人会因为肠胃不舒服来看病。遇到一些熟悉的老年病人，我们有时会在冬天到来之前提前劝他们要注意保养肠胃，多吃一些养肠胃的食物。有的人不理解，对我说："夏天贪吃冷食容易胃疼，到了冬天，平时吃的都是热乎饭，怎么还容易得肠胃病呢？"其实在医生的眼里，夏天和冬天的肠胃病特征不同。夏天得肠胃病的，大多是小孩和年轻人。因为小孩和年轻人贪凉，喜欢多吃冷食，稍微不注意可能就会刺激脾胃，引起消化系统疾病。冬天不同，冬天年轻人的饮食习惯一般比较正常，但身体虚弱的老年人却喜欢吃一些进补、油腻的东西，譬如牛羊肉。老年人脾胃本来就虚弱，油腻的食物又不好消化，如果在冬季不认真保养脾胃，很容易引起各种脾胃疾病。

老人家在冬天吃肉进补的同时，一定要注意保养脾胃。

首先应该养成一个健康的饮食习惯。俗话说："吃饭慢吞吞，赛过吃人参。"吃饭的速度慢，有利于保护肠胃。《长生篇秘诀》云："饮食缓嚼有益于人者三：滋养肝脏，脾胃易于消化，不致吞食噎咳。"《养病庸言》里说："不论粥饭点心，皆宜嚼得极细咽下。"每一口饭咀嚼的次数越多，肠胃的负担就越小。肉类的纤维比较粗，肠胃消化时非常费力，如果能先用牙齿多嚼一嚼，肠胃就省力多了。

冬季吃肉，还要注意每顿少吃一些，限制食用量。俗话说："八分饱，肠胃好。"平时的饮食，就应当避免吃得过饱，冬天吃肉的时候就更应该如此了。虽然冬季进补需要吃肉，但每一餐所吃的肉食量应当有限制，一天最好只有一顿有肉食，肉食最好只占每餐的1/3到1/2。其余的菜品，应当以蔬菜为主。俗话说："一顿吃伤，十顿喝汤。"调养脾胃最重要的一点是每餐都不应该超过脾胃的承受能力，每顿饭都应该一丝不苟地控制食量。

在冬季的早晨，最好能喝一碗粥。在郑板桥给儿子的家书中，有这么一句话："黎明即起，吃白粥一碗，不用粥菜。"米粥有滋补脾胃的功效，早晨喝米粥不仅能开胃，而且还能为一整天的进补效果打好基础。冬天尤其适合喝黄米

黄米

性味归经：味甘，性热，归胃、大肠经。

进补功效：补脾益肺，除热愈疮。

进补方式：红枣黄米粥。

粥。《饮膳正要》云：“冬气寒，宜食黍以热性治其寒。”其中的“黍”，指的便是黄米。黄米性热，适合在寒冷的冬季食用。

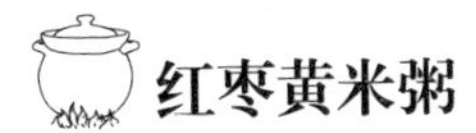

红枣黄米粥

原料：黄米200克，红枣10颗，冰糖适量。

做法：黄米淘洗干净；红枣洗净，去核；把黄米和红枣一起放入锅中，加水炖煮，煮到黏稠状时，加入适量冰糖调味即可。

在每顿饭前，还应该先喝汤。这和秋季进补的道理是一样的。冬季的汤中，可以放一些红枣、枸杞子之类有进补和调理脾胃功效的食材。

除此之外，肉粥也是不错的菜肴。如果觉得羊肉难以消化，可以试试羊肉粥。比起清炖等做法，粥品更适合老年人进补。

羊肉粥

原料：羊肉150克，粳米100克，另备料酒、葱段、姜片、盐适量。

做法：羊肉洗净、切块；水烧开，加入羊肉块、姜片、葱段和料酒，煮沸后改为小火，撇去血沫，炖煮至羊肉熟烂为止；然后将水倒掉，放入粳米和清水；大火烧开后改为小火熬制到黏稠的程度，加盐调味即可。

如果肠胃难以承受羊肉、牛肉一类“厚实”的肉类，可以选择吃鱼肉。

鲫鱼

性味归经：味甘，性平，归脾、胃、大肠经。

进补功效：温中补虚，健脾利水。

进补方式：鲫鱼烧豆腐。

和畜类相比，鱼肉更软烂，更易于食用。尤其推荐鲫鱼。鲫鱼有特殊的养胃效果，《本草纲目》云：“诸鱼属火，唯鲫鱼属土，故能养胃。”可以将鲫鱼和豆腐同煮，做成鲫鱼豆腐汤。

豆腐也是滋补的好食物，豆腐富含植物蛋白，能补充人体所需的蛋白质，但又不像肉食那样会对人体脾胃产生负担。而且豆腐也有补益脾胃、补虚损的功效。鲫鱼和豆腐同煮，对调养脾胃有很好的效果。

鲫鱼烧豆腐还有一个传说。传说有一天，一位食客来到一家菜馆，点了一份鲫鱼和一壶酒，自斟自饮。等到他想吃饭的时候，鱼已经吃得差不多了，但是口袋中不够钱再买一份。于是他灵机一动，拿出不多的钱让伙计用豆腐和吃剩下的鲫鱼一起烧，好下饭。没想到做出来的菜肴非常好吃。菜馆的厨师受到启发，从此就有了鲫鱼烧豆腐这道菜。

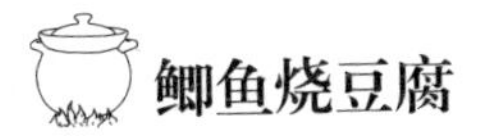

鲫鱼烧豆腐

原料：鲫鱼1条，豆腐1盒，另备料酒、葱段、姜片、盐适量。

做法：鲫鱼去鱼鳞和内脏，用料酒、盐腌制；豆腐切成薄块；锅内热油，把鲫鱼两面煎黄，然后加入清水，清水略没过鲫鱼，再放入姜片、葱段；大火烧开煮10分钟后改小火煮20分钟，待汤变白时放入豆腐块，小火煮5分钟左右，加入盐调味就可以了。

如果喜欢吃鱼肉，还可以改成清蒸的方式：

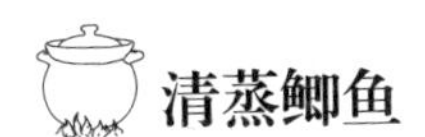

清蒸鲫鱼

原料：鲫鱼1条，另备料酒、姜丝、葱丝、红辣椒丝、蚝油、生抽、盐适量。

做法：鲫鱼去鱼鳞和内脏后洗净，用料酒、盐腌制；把鱼放在盘中，在其上放姜丝、葱丝和红辣椒丝，再淋上蚝油和生抽，放到蒸锅里蒸熟，就可以食用了。

冬季健脾胃，还可以适当吃一些白术。白术性温，在天气温暖的秋天不宜多服，适合在冬季食用。白术可以和鸡汤同煮，一次放10克左右即可。注意，胃胀、腹胀者忌食白术。

冬天油腻饮食的残渣积存在口腔里容易腐蚀牙齿，因此，进补后要注意口腔卫生。孙思邈说："食毕当漱口数次，令人牙齿不败、口香；叩齿三十六，令津满口，则食易消，益人无百病。"这句话的意思是，吃完饭后要漱口几次，然后上下牙齿叩击36次，能够强身健体。

《寿世保元》云："食后常以手摩腹数百遍，仰面呵气数百口，趑趄缓行数百步，谓之消化。"孙思邈则说："平日点心饭讫，即自以热手摩腹，出门庭行五六十步，消息之。中食后，还以热手摩腹，行一二百步，缓缓行，勿令气急，行讫，还床偃卧，四展手足勿睡，倾之气定。"这就是说，吃完饭后不能立刻躺下或坐下，而是应该把手掌搓热，按摩腹部，同时慢走数十步到上百步，这样才有益于消化和健康。

◎到了一二月份，多吃点豆类和蔬菜

进补要随着天气变化随时调整。当冬季结束、气温逐渐回升时，肥腻的食物和补品应该逐渐少吃，多吃豆类、蔬菜和水果。

在和老人谈养生的时候，我告诉他们，中医养生的同时也不能忘记多利用科学的仪器和知识。有的老人很反感“科学”，他们觉得中医就是中医，中医和科学不是一回事儿。我一和他们说性味归经他们就愿意听，我一说蛋白质、维生素，他们就皱眉头，觉得这些知识和中医进补没有关系。

其实，中医和西医都是在研究人体，有什么矛盾的呢？中医进补和现代营养学的很多结论都是不矛盾的。拿吃肉来说，现代医学认为肉类中含有大量的蛋白质，是补充营养的好食物。但是肉类中也有很多脂肪和胆固醇，不容易消化，可能会造成其他问题。因此现代医学主张，人们可以多吃豆类代替肉类，因为豆类中含有大量的植物蛋白，和肉类一样有营养。而且，豆类中没有那么多的油脂，更容易消化。这和中医的看法其实是一样的。中医也认为，豆类食物含有大量的营养，有补虚损等功效。豆类没有肉类那么肥腻，比肉类更容易消化，对于脾胃不佳的人来说，用豆类补充营养比用肉类要好得多。

我还建议每个在家进补的老人都准备一个“科学仪器”，这个“仪器”对进补很有好处。这个“仪器”是什么呢？就是温度计。中医食疗食补和天气变化息息相关。冬季进补的结束时间以温度变化为准，当天气开始回暖的时候，冬季进补就应该逐渐结束，开始吃一些适合春季进补的食物了。古人没有温度计，对气温的把握只能靠经验，因而总结出了二十四节气，以便对一年四季的气候有一个大致的划分。但是，每年气温的变化是不同的，有的年份春天会到得早一点，有的会到得晚一点。养生要顺应天时，这个天时也包括每年独特的气温变化。这个变化在节气上反映不出来，只有根据每天具体的温度变化，才能掌握。有了温度计这个“科学仪器”，掌握温度的变化就容易多了。在进补的时候应当记住，**秋冬进补应随着气温逐渐降低而慢慢开始，随着温度逐渐上升而慢慢结束。**

在中国的很多地区，一般到了阳历二三月份，就是冬季进补结束的时候。春天的特点是，万物复苏，阳气生发，人体也处于阳气生长的状态。一般人不再需要大吃大补，而是应该避免因过度进补而导致上火。随着气温渐渐回升，牛羊肉之类性温热的食物要逐渐少吃，直到不吃，清淡的食物也要逐渐开始多吃。每顿饭中蔬菜、水果的比例要慢慢增加。对于那些有皮肤干燥、大便干燥、五心烦热症状的老人，更应该及早调整饮食比例，多吃一些清淡的食物。

春季进补还要预防春季疾病。春天万物复苏，各种病菌也跟着复苏，有句话叫“百草回芽，百病发作”。在冬季快要结束、春季刚刚到来的时候，应当多吃一些有营养的食物，增强人体抵抗力。

豆类是很理想的食物。到了春天，老年人不妨吃一些豆类炖煮的米汤、炖菜，也可以多吃豆腐。前面介绍的鲫鱼烧豆腐到了春天还可以食用，也可以把鲫鱼换成其他鱼类。春天还应该多吃蔬菜和水果，其中富含的维生素可以增强人体抵抗力，有助于预防春季疾病。还可以多吃一些味甘性平的食物，如小白菜、油菜、胡萝卜等。肉类也可以适当吃一些，但不应当吃牛肉、羊肉这类难以消化的肉，可以多吃一些鸡肉、鱼肉等容易消化、胆固醇含量低的肉。

冬季，老人应该早睡晚起，减少阳气外泄。但随着春天的到来，作息要改为早睡早起。等到早晨不再寒冷的时候，要重新启动晨练，在阳光好的时候锻炼，能够让自己身体里的清阳之气得以生发。如果老年人在秋冬季节进补得正确，那么到了这个时候，身体中的阳气会随着春天的阳气一同升腾，人的面色会变得红润，精力也较为充沛。反之，如果老年人在秋冬进补得不合理，则容易有春困、春乏的现象。遇到这种情况，可以适当吃一些银耳、核桃、海参、枸杞子等有滋补醒脑功效的食品，补充体力。当然，最重要的还是要把握好秋冬进补的时机，到了来年，就会很少生病。

第六章

对照九种体质，找到最适合你的秋冬进补方

秋冬进补，讲究“因时、因地、因人”，其中“因人”就是指要根据每个人不同的体质情况进行进补。人类的体质一共分为九种，快来找找最适合您体质的秋冬进补方！

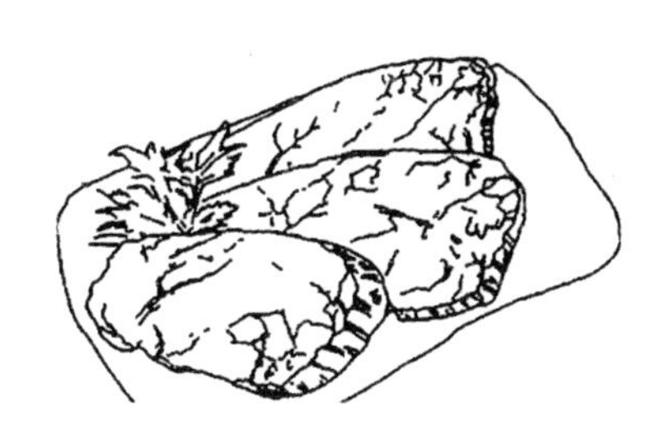

◎不同体质，要用不同的进补方法

人类一共有九种体质。如果每个人能针对自己的体质在秋冬采取相应的进补方法，进补效果可以事半功倍。

《黄帝内经》云：“人之生也，有刚有柔，有弱有强，有短有长，有阴有阳。”每个人的体质是不一样的。这其中有先天的原因，有的人先天身体就弱；也有后天的原因，比如后天保养不当，体质也会跟着变化。

不同的体质，需要采用不同的进补方式。所谓“同病异治”，体质不同的人，对同一个疾病的治疗方法也不相同。就好比林妹妹的养生方，和张飞的养生方肯定不会相同。

人的体质，大约可以分为九种：平和体质、气虚体质、阳虚体质、阴虚体质、痰湿体质、湿热体质、血瘀体质、气郁体质和特禀体质。大家可以通过平时各自的生理特征，进行简单的自我诊断。九种体质的特征分别如下。

体质	特征
平和体质	体态适中，面色红润，精力充沛，二便通畅，对环境变化的适应能力强，不易生病，性格平和
阳虚体质	头发稀少，容易有黑眼圈，畏寒怕冷，喜夏恶冬，手足冰凉，喜欢热食，时常精神不振，容易感冒、腹胀腹泻、尿频、性欲减退，性格内向
阴虚体质	体形偏瘦，喜冬恶夏，口干舌燥，手足心热，喜冷饮，大便干燥，容易失眠、感到疲劳，性格急躁
气虚体质	精神不振，气短懒言，易出汗，体质弱，对环境变化的适应能力不强，容易感冒、乏力，性格内向
痰湿体质	体形肥胖，不喜欢潮湿天气，不喜欢喝水，喜食肥甘甜腻，口黏苔腻，皮肤多油多汗，痰多，容易胸闷，性格温和稳重
湿热体质	体形匀称或偏瘦，不喜欢湿热天气，面垢油光，多有痤疮，口苦口干，身重困倦，大便黏滞不畅或燥结，小便短黄，男性易阴囊潮湿，女性易白带增多，性格急躁
血瘀体质	肤色晦暗，皮肤干燥，不喜欢寒冷，口唇暗淡，健忘，容易烦闷
气郁体质	体形偏瘦，面色发黄，大便干燥，容易失眠、偏头痛、胸痛，女性容易痛经，性格内向，精神抑郁，敏感多虑
特禀体质	容易过敏

有的人症状很典型，属于上述九种体质中的一种。但也有很多人，同时具备上述体质中的几种，比如有的人既阳虚又气虚。如果判断不出自己是什么体质，那么就需要去找中医医生诊断一下，再进行食补养生。

在这九种体质中，平和体质最为理想，不需要特别调理。平和体质的人，养生目标是保持健康的生活习惯，不要给身体过多的刺激。这些刺激既包括负面的刺激，如劳累、寒热；也包括正面的刺激，如大吃补药、饮食过度。平和体质的人应当注意按时作息、积极锻炼、保持饮食均衡。在秋冬季节，平和体质的人可以食用一些微温的食物，如大白菜、板栗、枣、黑豆、刀豆、羊肉等，各类食物都要吃一些，不要进食其他补药。

特禀体质的人比较特殊，需要找医生诊断，结合每个人具体的情况进行调理。

除了平和体质和特禀体质外，其余的体质都可以通过食疗进行调理。如果能确定自己所属体质，有针对性地在秋冬进补，效果会更好一些。

特别要注意的是，下文介绍的食疗方中，有的需要一些中药。在食用这些药物的时候一定要谨慎，必须先找专业的中医医生诊断您的体质，经过医生的同意，才可服用这些药物。如果对自己的体质没有把握，可以把这些药材去掉，只食用其中的平常食材，也能获得一定的进补效果。如果可以食用中药，一定要购买正规药店的药材。在家中自行烹饪药膳的时候，所用药量要尽可能少，药膳服用之间要有足够的间隔时间。孕妇、小孩不要擅自服用包括中药在内的任何药物。如果您有慢性病，如高血压病、糖尿病等，一定要咨询专业医生，听从医嘱服用药膳。由于不同的病症有不同的禁忌，很多药材还可能和药膳中的食材发生冲突或者加重药效，因此在遇到生病，如感冒、腹泻时，不能随意服用药膳。服用药膳之后，一旦出现任何不适感，必须立刻停止服用，马上找专业的医生就诊。

其实，不仅是包含中药材的药膳要如此谨慎对待，对那些纯食材制作的菜肴，也要遵守上述原则。比如冬季常吃的羊肉，有人吃完后会肠胃不舒服，有人吃完后会五心烦热、睡不着觉，那么最好的办法就是，一顿中同一种食物不要吃太多。每一餐都应该追求饮食多样化，各种菜肴都适当吃一些。对于那些之前从未吃过的菜肴，第一次吃的时候建议只吃一点点，吃完之后看看身体有无异常，再决定是否继续食用。从西医的角度讲，任何食材都有可能引起身体的过敏反应，对从未吃过的东西，保持警惕是很有必要的。

◎阳虚体质小心受凉，多吃牛羊和辣椒

阳虚体质特征：头发稀少，容易有黑眼圈，畏寒怕冷，喜夏恶冬，手足冰凉，喜欢热食，时常精神不振，容易感冒、腹胀腹泻、尿频、性欲减退，性格内向。

如果一个人特别怕冷，冬天要穿着厚厚的衣服，夏天也不喜欢开空调，手脚总是冰冷的，平时缺乏活力，有些内向——这个人有可能是阳虚的体质。

日为阳，月为阴；火为阳，水为阴。阳气就好比太阳一样，给人体提供热量。我们都知道，人体会持续产生热量，这个热量的来源，就是阳气。怕冷是阳虚体质的特点。“阳虚生外寒”，人的阳气不足，便容易感到寒冷，容易四肢冰凉。有了一点凉风，别人不觉得冷，阳虚体质的人已经先把衣服穿上了；遇到寒邪，阳虚体质的人比别人先生病。但是一到天热，阳虚的人会感到舒服，对高温的忍耐力要比别人好。

俗话说："傻小子睡凉炕，全凭火力壮。"年轻人多阳盛，阳虚的体质少。老年人则多有阳虚的问题。

阳虚体质的人怕过冬天。到了秋冬季节，应当尤其重视进补，多吃一些壮阳的食物，口味可以辛辣一些。可以多吃羊肉、鹿肉、海参、黄鳝、鲍鱼、荔枝、桂圆、栗子、红枣、核桃、葱、生姜、蒜、花椒、韭菜、茴香、辣椒、胡椒等食物。补药方面，可适当吃一些鹿茸、熟地黄、人参、黄芪、附子、肉桂、仙茅、怀牛膝、菟丝子、覆盆子、淫羊藿、韭菜子等。

阳虚体质的人冬天不要吃生冷的食物，如橘子、柚子、香蕉、甘蔗、西瓜、苦瓜、绿豆等寒凉的食物。如果一定要吃，尽量煮熟再吃。吃饭注意要吃热的，不要吃冰冷的食物。

要注意的是，本节介绍的食补方多有助阳功效，如果并非阳虚体质，食用过多可能会上火。如果有口干舌燥、大便干燥、五心烦热等症状，应该慎食本节中的食疗方。心脑血管疾病患者和发烧患者禁食，如果要食用，应当在食用前咨询专业医生。

阳虚体质的人在冬天要注意保暖，小心关节、胸、腹受凉，晚上睡觉前用热水泡脚。阳虚体质的人要勤加锻炼，可以在白天进行一些户外锻炼，增加身体里的阳气。在冬天不要闷在室内，应该挑阳光充足的时候到户外适当活动，多晒晒太阳。

阳虚体质的秋冬药膳

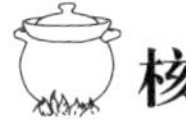

核桃仁鸡汤

原料：嫩鸡1只，核桃仁100克，盐适量。

做法：鸡去毛，去内脏，洗净，放入锅中，加清水和核桃仁，水开后转小火炖煮2小时，加盐调味即可。

功效：温肾补阳。

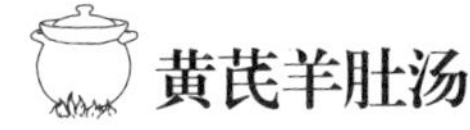

黄芪羊肚汤

原料：羊肚1个，黄芪25克，黑豆50克，另备羊肉汤、胡椒粉、盐适量。

做法：将羊肚内的黑皮洗去，切丝；黄芪切片；将羊肚、黄芪、黑豆放入锅内，加羊肉汤适量，煮至羊肚熟烂，加盐、胡椒粉调味即可。

功效：补气升阳，补虚健胃。

禁忌：黄芪性温，如果并非阳虚体质，服用黄芪可能反倒会上火。在没有确定阳虚体质的情况下，不能服用。大量服用黄芪可能会导致腹泻。如果有肠胃不适的情况，也不能食用这款药膳。

阳虚体质的秋冬药膳

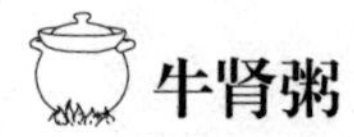

牛肾粥

原料：牛肾1个，粳米200克，另备葱片、姜片、花椒、盐适量。

做法：牛肾去掉筋膜，切成薄片洗净，焯水；将牛肾与粳米、葱片、姜片和花椒同煮，煮至黏稠状，加入盐调味即可。

功效：补肾益精。

禁忌：牛肾胆固醇含量较高，不宜食用过多。

羊肉炖萝卜

原料：羊肉500克，白萝卜200克，另备洋葱、料酒、生抽、老抽、姜片、葱段、盐适量。

做法：白萝卜洗净，削皮，切块；羊肉洗净，切块，焯水；锅内热油，放入洋葱炒香；加入羊肉煸炒，再倒入料酒、老抽、生抽，上色；在锅中倒入清水，加入白萝卜块、姜片、葱段和盐，炖煮至羊肉熟烂即可。

功效：温中益气。白萝卜可以中和羊肉的燥热。

阳虚体质的秋冬药膳

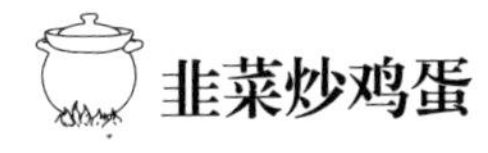

韭菜炒鸡蛋

原料：韭菜50克，鸡蛋2个，味精、盐适量。

做法：韭菜洗净切段；鸡蛋打碎；锅中热油，倒入鸡蛋炒碎，加入韭菜炒熟，最后加盐、味精调味即可。

功效：韭菜可助阳，鸡蛋可补虚损，本品有补血助阳的功效。

红烧羊肉

原料：羊肉500克，另备姜片、葱段、料酒、老抽、生抽、冰糖、盐适量。

做法：羊肉洗净，切块，焯水捞出，洗净备用；锅中放少量油，把姜片、葱段放入油锅中爆香；倒入羊肉块一起煸炒，加清水、料酒、老抽、生抽、冰糖适量；盖上锅盖，大火煮开后转小火焖煮，至羊肉熟烂后开盖转大火收汁，加入少许盐即可。

功效：补中益气。

禁忌：脾胃不佳者少食。

阳虚体质的秋冬药膳

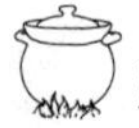

韭菜炒核桃仁

原料：核桃仁50克，韭菜200克，盐适量。

做法：核桃仁去皮；韭菜洗净，切段；锅内热油，加入核桃仁，炸至焦黄；再加入韭菜，翻炒至熟，最后加盐调味即可。

功效：温肾助阳，润肠通便。

禁忌：核桃油脂含量偏高，不宜多吃。

米酒蒸鸡

原料：嫩鸡1只，香菇50克，糯米酒100克，另备笋片、葱段、姜块、盐适量。

做法：香菇洗净，切片；鸡去毛，去内脏，洗净，切成小块，加入葱段、姜块、盐、香菇片、笋片，倒入糯米酒，放入蒸笼内蒸熟即可。每次取少量食用。

功效：温肾助阳。

禁忌：酒精过敏者禁用，孕妇禁用。

阳虚体质的秋冬药膳

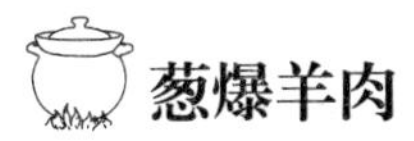

葱爆羊肉

原料：羊肉500克，大葱2根，另备料酒、味精、盐适量。

做法：羊肉洗净，切成薄片，用料酒、盐、味精腌制；大葱洗净，切段；锅中热油，加入葱段炒香后，加入羊肉片炒熟即可。

功效：补肾壮阳。

禁忌：脾胃不佳者少食。

猪肉茴香包子

原料：猪肉500克，茴香300克，面粉300克，另备酵母粉、料酒、生抽、老抽、味精、盐适量。

做法：茴香洗净切末；猪肉剁末，搅拌成馅，加入茴香末，加入料酒、生抽、老抽、盐、味精调味；面粉加水和酵母粉搅拌成面团，发酵，制作成面皮；将茴香猪肉馅包成包子，上蒸锅蒸熟即可。

功效：理气散寒，补虚助阳。

◎阴虚体质不要过暖，多吃百合和银耳

阴虚体质特征：体形偏瘦，喜冬恶夏，口干舌燥，手足心热，喜冷饮，大便干燥，容易失眠、感到疲劳，性格急躁。

如果一个人特别贪凉，夏天一定要吃冷饮、吹空调，冬天也不盖厚被子，而且容易上火、口干舌燥、大便干燥、脸上长痘痘，那么这个人很可能属于阴虚体质。

阴气在人体中起到凉润的作用。水属阴，阴虚体质的人水气少，容易口舌干燥，二便干燥，平时要注意多补充水分，多喝水，多喝汤。阴虚体质的人胃口好，吃得多，却不长胖。阴虚者，阴气不能压制阳气，因此容易上火。阴虚的年轻人，夏天容易出汗，时常会感到口干舌燥，也常有手心、足心、胸口发热的情况。

秋冬适合补阴，阴虚体质的人要利用秋冬季节多补阴。在秋冬二季，阴虚体质的人要多吃甘凉滋润的食物，少吃性温燥

烈的食物。可以多吃的食物有猪肉、兔肉、鳖肉、海参、鲍鱼、蛤蜊、牡蛎、乌贼、海蜇、苹果、杨桃、乌梅、桑葚、甘蔗、冬瓜、苦瓜、莲藕、银耳、松子等。补药可适当吃沙参、百合、麦门冬、天门冬、燕窝、石斛、玉竹、黄精、生地黄、枸杞子、五味子、女贞子等。要少吃辛辣、油炸的食物，荔枝、桂圆等大补的食物也不要多吃。

冬季要保持充足的睡眠，节制房事。阴虚体质的人要注意放松心情，多参加社交活动，多听欢快的音乐。冬天，室内的温度不能调得太高，避免出太多汗。

阴虚体质的秋冬药膳

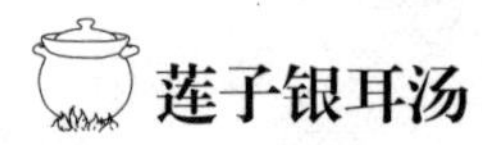

莲子银耳汤

原料：银耳30克，莲子30克，白糖适量。

做法：莲子去皮，去心；银耳洗净泡发，加水炖熟，放入莲子；煮至汤汁浓稠后，加糖调味即可。

功效：补中养神。

黄豆猪骨汤

原料：猪骨1000克，黄豆250克（或黑豆250克），另备葱段、葱花、姜片、白酒、料酒、味精、胡椒粉、盐适量。

做法：猪骨切成大段，焯水，用少许白酒腌制；将黄豆放在清水中泡发；锅内放葱段、姜片、料酒、猪骨、黄豆，加入足量清水，水沸后改为小火炖煮2小时；最后加入盐、味精、胡椒粉、葱花调味即可。

功效：补髓养阴，补血益智。

禁忌：猪骨汤油脂含量较高，有血脂高、胆固醇高症状的人慎食。

阴虚体质的秋冬药膳

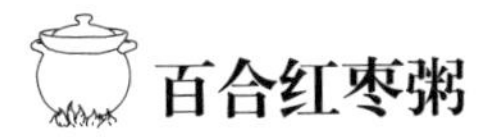

百合红枣粥

原料：糯米50克，百合10克，红枣10枚，白糖适量。

做法：糯米淘洗干净；红枣去核；糯米、红枣、百合一同熬制成粥，加白糖调味即可。

功效：百合、红枣都有安神的功效，食用本品可以减少因燥火引起的失眠。

雪羹汤

原料：海蜇50克，荸荠4枚，盐适量。

做法：海蜇洗净，切块；荸荠去皮，洗净，切块；将荸荠放入锅中，加水烧开后，小火炖煮15分钟，加入海蜇，煮熟后加盐调味即可。

功效：海蜇滋阴，荸荠清热生津，这款汤品有滋阴化痰、润肠通便的功效，适合在秋燥时节服用。

禁忌：荸荠性寒，冬季不宜多吃。

阴虚体质的秋冬药膳

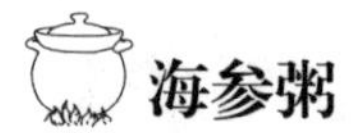

海参粥

原料：海参1只，粳米60克，另备葱末、姜末、盐适量。

做法：海参用温水泡发，切成小块；将粳米放入锅中，加清水，放入海参、葱末、姜末一同熬制成粥，加盐调味即可。

功效：滋阴补血，补脾健胃。

萝卜鲜藕汁

原料：胡萝卜250克，莲藕500克。

做法：将胡萝卜、莲藕洗净，削皮，切成小块，放入榨汁机内榨汁，即可饮用。

功效：养阴清热，适合阴虚上火者饮用。

禁忌：生莲藕性凉，虚寒者忌服。没有上火症状的人，或者脾胃虚寒的人，可以将莲藕用水煎后，弃渣取汁再饮用。

阴虚体质的秋冬药膳

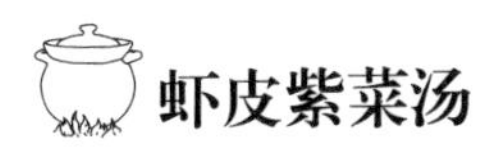

虾皮紫菜汤

原料：虾皮15克，紫菜9克，香油、盐适量。

做法：虾皮洗去杂质，放入清水中，加入紫菜一起煮开，加少许盐调味；出锅后，淋上香油即可。

功效：补虚益肾，理气开胃。虾皮有补钙的功效，有助于增强体质。

木耳拌海蜇

原料：海蜇皮100克，黑木耳50克，另备葱末、味精、盐适量。

做法：海蜇皮用清水浸泡至咸味消失，剥下黑衣，切成丝；黑木耳用水泡发洗净，撕成适当大小；黑木耳和海蜇丝装入碗内拌匀，撒上葱末；将油烧热，倒在搅拌好的黑木耳和海蜇丝上，加盐、味精调味即可。

功效：滋阴补虚。

阴虚体质的秋冬药膳

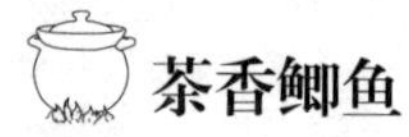

茶香鲫鱼

原料：鲫鱼1条，绿茶20克，另备料酒、生抽、盐适量。

做法：鲫鱼去鳞、去内脏后洗净，腹中放入绿茶，装入盘中，加料酒、生抽、盐，放到蒸锅中蒸熟即可。

功效：滋阴生津。

枸杞红枣炖鸡蛋

原料：鸡蛋数个，枸杞子5克，红枣8枚，红糖适量。

做法：鸡蛋煮熟，剥壳；枸杞子洗净；红枣洗净，去核；将上述原料加入清水同煮，最后放入红糖调味即可。

功效：鸡蛋滋阴养血，枸杞子滋肾润肺，红枣补气养血。本品有补益功效，适合身体虚弱者服用。

禁忌：高血压病患者和性情急躁者忌服。

◎气虚体质及时增减衣，多吃山药和鸡肉

气虚体质特征：精神不振，气短懒言，易出汗，体质弱，对环境变化的适应能力不强，容易感冒、乏力，性格内向。

如果一个人身体很虚弱，力气很小，容易疲劳、生病，说话有气无力，那么这个人可能是气虚体质。

学中医知识，一定要了解“气”的概念。“气”是维持人体运转、提供活力的重要元素。中国人常用到“气”这个字，比如说一个人有“气”力，说话有底“气”等。气虚的人，经常表现为没有劲儿，有气无力的样子。

不妨把人体的经络想象成一条条道路。气，就是在这些道路上奔波的队伍。这支队伍既负责给人体输送营养，也负责抵御外敌，保护身体。气不足的人，营养不能输送到身体各处，容易浑身没劲，精神涣散，平时不愿意说话，说话的时候声音也小。气不足的人，也没有足够的力量抵御外邪，表现为抵抗

力差，对环境变化的承受能力差，容易生各种病。

气虚的人夏天怕热，冬天怕冷，秋冬季节尤其要注意保暖。气虚体质的人多脾虚，因此进补要缓和，不要吃难以消化的补品。气虚的人对寒热变化的适应能力差，不宜吃过寒或者过热的食物。

在秋冬季节，气虚体质的人应当多吃一些补气的食物。最好的食物是白粥。其他的进补食物有：鸡肉、猪肚、牛肚、牛肉、淡水鱼、泥鳅、黄鳝、粳米、糯米、小米、红薯、扁豆、甘草、大枣、饴糖、蜂蜜、桂圆、山药等。可在医生允许的情况下，适当吃一些人参、党参、黄芪、灵芝、白术、茯苓、薏苡仁等补药。注意少吃油腻的食物。

秋季干燥，容易伤肺气，要注意保护呼吸道，避免吸入过凉的空气，多吃润肺的食物。秋季气候变化较大，气虚体质的人抵抗力差，容易生病，要注意及时增减衣服。冬天要注意保暖，不要让身体受凉。过度思虑也可能会加重气虚，气虚体质的人要时常疏导自己的情绪，不要过于操心某件事。气虚体质的人要注意休息，不要过度劳累。

气虚体质的秋冬药膳

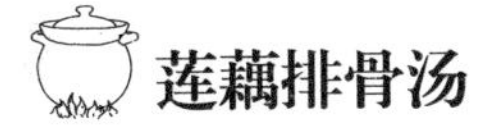

莲藕排骨汤

原料：排骨200克，莲藕400克，花生50克，另备香菜、花椒、大料、料酒、葱段、姜块、盐适量。

做法：莲藕洗净，切片；排骨洗净，焯水；锅内放入排骨，加水、花椒、大料、料酒、葱段、姜块，炖煮20分钟；加入莲藕片和花生，炖煮30分钟后，加盐调味，并撒上香菜即可。

功效：补中益气。

山药猪肚汤

原料：猪肚1副，山药200克，另备白醋、料酒、葱段、姜片、蒜末、味精、盐适量。

做法：山药洗净，削皮切片；猪肚去膜，用白醋清洗，切丝，焯水，放入锅中；加入料酒、葱段、姜片、蒜末，炖煮1小时；放入山药，煮开后加盐、味精调味即可。

功效：补中益气，健脾开胃。

气虚体质的秋冬药膳

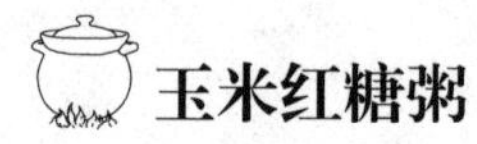

玉米红糖粥

原料：玉米粒80克，糯米40克，红糖40克。

做法：将玉米粒和糯米用清水泡软后，一同炖煮成粥。可加入红糖调味。

功效：补气养血，调中开胃。

禁忌：糖尿病患者禁用。

黄芪粥

原料：生黄芪10克，粳米60克，红糖适量。

做法：将生黄芪切片，加水熬三遍，去渣取汁；粳米淘洗干净，同黄芪汁一起放入锅内，加水熬制成粥，加入适量红糖即可食用。

功效：黄芪有补气的功效，粳米有健脾养胃的功效。这道药膳既可以补气固表，增强免疫力，又可以健脾养胃，帮助消化。

禁忌：黄芪性温，经常上火的人和口舌干燥、大便干燥者不宜服用。黄芪不宜食用过多，以免腹泻。

气虚体质的秋冬药膳

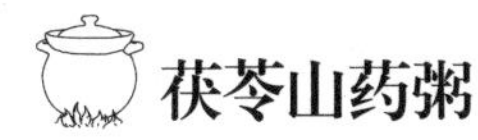

茯苓山药粥

原料：山药50克，茯苓30克，粳米200克。

做法：茯苓研末；山药削皮，切块；锅中放入山药、茯苓末和粳米，加适量水熬制成粥。

功效：补气健脾。

禁忌：肾虚者慎用茯苓，可以直接喝山药粥。

参芪白莲粥

原料：人参6克，黄芪30克，大枣15枚，白莲子肉60克，粳米60克。

做法：将人参、黄芪放入锅中，加清水500毫升，用小火煮至200毫升，去渣取汁；大枣去核，与药汁、白莲子肉、粳米共煮为粥。

功效：补中益气，健脾止泻。

禁忌：人参药力较强，要在专业医生的诊断和允许之后才能服用。孕妇、心脑血管疾病患者和大便干燥者禁用，感冒、发烧、浮肿、失眠、女性经期时也禁用。

气虚体质的秋冬药膳

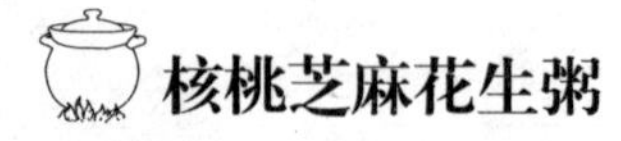

核桃芝麻花生粥

原料：核桃仁50克，花生50克，芝麻10克，粳米100克，白糖适量。

做法：核桃仁、花生去皮拍碎；粳米淘洗干净；锅中放粳米、核桃仁、花生，熬煮成粥；最后撒上芝麻，加入适量糖调味即可。

功效：补中益气，通便润肠。

禁忌：核桃、芝麻脂肪含量较高，不宜食用过多。

糖枣荔圆汤

原料：大枣、桂圆、荔枝各20克，红糖5克。

做法：大枣洗净去核；桂圆、荔枝去壳；将上述原料放入锅中，加清水炖煮，最后加红糖调味即可。

功效：气虚者同时多伴有血虚，本品可大补气血，适合气血亏损者服用。

禁忌：高血压病、感冒患者禁用，上火、口干舌燥、大便干燥者不宜服用。

气虚体质的秋冬药膳

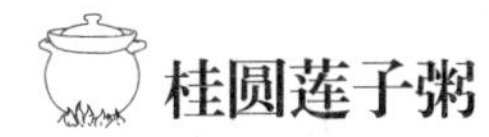

桂圆莲子粥

原料：桂圆10克，莲子15克，粳米100克。

做法：粳米淘洗干净；莲子去心；粳米、莲子和桂圆一起放入锅中，加适量水熬制成粥。可加适量白糖调味。

功效：本品适合血虚患者食用，有养气血的功效。

禁忌：桂圆不宜食用过多，以免上火。

五珍水蒸鸡

原料：母鸡1只，桂圆、荔枝、莲子、黑枣、枸杞子各30克，另备料酒、姜末、葱末、盐适量。

做法：母鸡去内脏，洗净，用盐、料酒、姜末、葱末腌制；鸡肚内放入桂圆、荔枝、莲子、黑枣、枸杞子，放入蒸锅内蒸熟，即可食用。

功效：补气养血。

禁忌：高血压、感冒患者禁用。

◎痰湿体质要勤锻炼，少吃甜食和肉食

痰湿体质特征：体形肥胖，不喜欢潮湿天气，不喜欢喝水，喜食肥甘甜腻，口黏苔腻，皮肤多油多汗，痰多，容易胸闷，性格温和稳重。

如果一个人身材比较胖，还不喜欢喝水，不喜欢潮湿的天气；喜欢吃甜食、黏食，容易出汗；性格比较稳重，让人觉得很可靠。那么这个人可能是痰湿体质。

痰湿体质是身体内的水太多了，流动不畅，瘀滞在体内。所谓“百病皆由痰作祟”“百病中多兼有痰”，痰湿容易导致各种疾病，包括糖尿病、高血压、脂肪肝等慢性病。

痰湿体质的人容易发胖。此外，由于痰湿体质的人身体中的水气已经很多了，所以不喜欢喝水，也不喜欢潮湿的天气。由于不喜欢喝水，所以容易大便黏滞，小便不畅。痰湿体质的人行动比较迟缓，反应慢。从正面的角度讲，叫做性格稳重，

但这种稳重不是一种健康的状态。痰湿体质的人容易劳累、犯困、头昏脑涨，一到中午就要打哈欠。

在饮食上，痰湿体质的人要注意饮食清淡。在秋冬季节可以多吃花生、海藻、海带、冬瓜、丝瓜、萝卜、竹笋、葱、蒜、芥末等食物。可以在医生允许的情况下，适量吃一些党参、砂仁、陈皮、薏苡仁、赤小豆、淮山药、茯苓、半夏、桔梗、白芥子等。不要吃肥肉及酸、甜、黏、腻的食物。冬天饮食大多油腻，食物中肉比较多，痰湿体质的人要注意少吃。冬季进补中，有很多素食也有进补的效果，不一定非要依赖肉食。

减肥也可以改变痰湿的体质。减肥应当少吃多动，让身体多出汗。秋天秋高气爽，正是适合体育锻炼的季节。到了冬季，也不要躲在温暖的室内，要多在阳光下活动，湿气重的人更要多晒太阳。此外，还要多洗热水澡，让毛孔张开，也有利于体内湿气发散。还要注意，饮水和痰湿并无直接的关系，不喜欢饮水是病态的反应。痰湿体质的人要注意多喝水，也可以饮用清淡的汤品。痰湿体质的人还要注意坚持吃早饭。痰湿体质多有肝胆问题，如脂肪肝，早晨肝胆旺，如果不吃早饭，容易加重肝胆问题。在秋冬的早晨，可以喝白粥，吃凉拌的蔬菜，喝一杯清茶，选择清淡口味的早餐。

痰湿体质的秋冬药膳

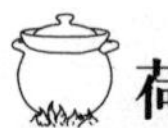

荷叶减肥茶

原料：鲜荷叶或干荷叶适量。

做法：将荷叶放入壶中，用开水冲泡饮用。

功效：本品有清暑利湿的功效。荷叶性平，副作用小，多用于减肥食疗，很多减肥方中都有荷叶。

山药冬瓜汤

原料：冬瓜200克，山药150克，盐适量。

做法：冬瓜削皮去籽，切成小块；山药削皮，切成小块；将冬瓜和山药放入锅中，加清水煮开，小火炖煮30分钟后，加盐调味即可。

功效：健脾利湿。

痰湿体质的秋冬药膳

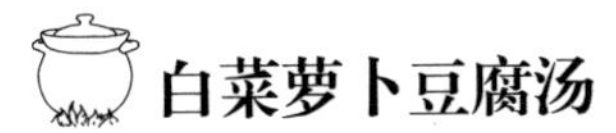

白菜萝卜豆腐汤

原料：白菜叶100克，白萝卜50克，豆腐200克，味精、盐适量。

做法：白菜叶洗净，切小片；白萝卜洗净削皮，切片；豆腐切块；锅中加入清水，将白菜叶、白萝卜、豆腐一起炖煮，最后加入盐、味精调味即可。

功效：温中下气。

常青扁豆汤

原料：粳米150克，薏苡仁20克，红小豆20克，冬瓜仁15克，白扁豆15克。

做法：将粳米、薏苡仁、红小豆、冬瓜仁、白扁豆洗净，加水，熬制成粥。

功效：清热利湿。

痰湿体质的秋冬药膳

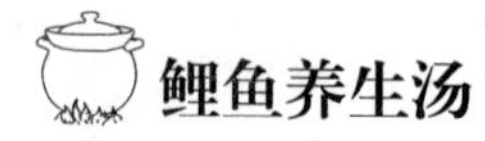

鲤鱼养生汤

原料：鲜鲤鱼1条，荜茇5克，另备料酒、葱末、姜末、盐适量。

做法：将鲤鱼去鳞，去内脏，收拾干净；将荜茇、鲤鱼、葱末、姜末放入锅中，加料酒，再加水没过鲤鱼；水开后改小火炖制40分钟，加盐调味即可。

功效：健脾和胃，利水下气。

黄豆芝麻粥

原料：黄豆100克，芝麻20克。

做法：芝麻研末；黄豆泡软，放入锅中，加水熬煮成粥，最后撒入芝麻末即可。

功效：益气养血，健脾润肠。

痰湿体质的秋冬药膳

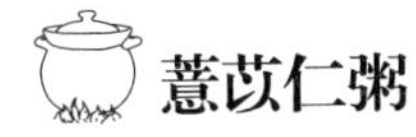

薏苡仁粥

原料：粳米50克，薏苡仁50克。

做法：将薏苡仁和粳米洗净，放入锅内，加清水，水开后小火熬成粥。可以加白糖调味。

功效：健脾化湿。

茯苓赤豆粥

原料：赤小豆30克，茯苓粉30克，粳米60克。

做法：赤小豆、粳米洗净，放入锅中，加清水煮开；小火炖煮15分钟后，加入茯苓粉，熬制成粥。可以加白糖调味。

功效：利水渗湿。

禁忌：肾虚者、小便清长者慎服。

痰湿体质的秋冬药膳

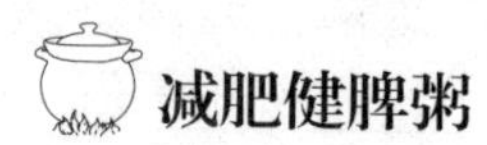

减肥健脾粥

原料：黑豆、黄豆、赤小豆、绿豆、粳米各100克，红糖30克。

做法：将黑豆、黄豆、赤小豆、绿豆、粳米洗净，放入锅中，加水熬制成粥，最后加入红糖搅拌均匀即可。

功效：健脾利湿。

珍珠薏苡仁丸

原料：猪肉200克，薏苡仁150克，另备蛋清、淀粉、料酒、生抽、老抽、味精、盐适量。

做法：猪肉切末，加入蛋清、淀粉搅拌成馅，加入适量料酒、生抽、老抽、盐、味精调味，做成小丸子；薏苡仁淘洗干净，在肉丸外面裹上薏苡仁，放入蒸锅内蒸熟即可。

功效：本品是专门为有肉食需要的痰湿体质者准备的，有健脾化湿的功效，但要注意不可贪食。

◎湿热体质要注意卫生，多吃冬瓜和芹菜

湿热体质特征：体形匀称或偏瘦，不喜欢湿热天气，面垢油光，多有痤疮，口苦口干，身重困倦，大便黏滞不畅或燥结，小便短黄，男性易阴囊潮湿，女性易白带增多，性格急躁。

如果一个人不是很胖，也不喜欢夏天湿热的天气，而且容易上火，脸上容易出油、长青春痘；身上常有异味（可能是口臭，也可能是汗臭或者腋臭），大小便也可能有异味；性格比较急躁。那么，这个人可能是湿热体质。

湿热体质中年轻人比较多，这种体质可以比喻成身体内部又湿又热，就好像蒸笼一样。在湿热的环境中，容易滋生细菌，因此湿热体质的人容易口臭、汗臭、大小便臭。湿热体质的人也多面垢，面部缺乏光泽，好像没洗脸一样。因为体内有热，所以湿热体质的人容易感到口干，也容易性格急躁。

湿热体质的人饮食应当偏寒凉，多吃清热祛火的食物。秋

冬季节仍是如此。在秋冬季节，湿热体质的人可以多吃苦瓜、冬瓜、丝瓜、芹菜、竹笋、紫菜、兔肉、鸭肉等。补药方面，可以服用一些赤小豆、薏苡仁、车前草、鸡骨草等。湿热体质的人要多喝水，秋天天气干燥，尤其要注意补充水分，也可以多喝粥，多吃梨、瓜等富含水分的食物。不要吃甜腻大补和辛辣的食物，少喝酒。

湿热体质的人容易长痘痘，容易口臭，平时要注意清洁卫生。冬天室内多通风，注意保持室内干燥。冬天天气寒凉，湿热体质的人可以吃一切清热祛湿的食物，积极锻炼身体，戒烟戒酒，才能在随后的春夏二季避免湿邪再伤身体。

湿热体质的秋冬药膳

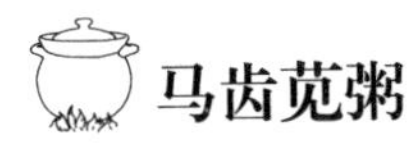

马齿苋粥

原料：马齿苋100克，粳米50克，盐适量。

做法：马齿苋洗净，用水焯一下；油锅烧热，放入马齿苋炒香备用；粳米淘洗干净，放入锅内，加清水煮成粥；加入马齿苋，再加入适量盐调味即可。

功效：清热解毒，利水祛湿。

禁忌：孕妇、腹泻者禁食。

鹌鹑祛湿汤

原料：鹌鹑4只，薏苡仁50克，百合50克，另备料酒、葱段、姜片、味精、盐适量。

做法：薏苡仁洗净；百合切片；鹌鹑去内脏后洗净，放入锅内；锅内放入薏苡仁、百合、葱段、姜片，倒入适量料酒和清水，蒸熟后加盐、味精调味即可。

功效：清热祛湿。

湿热体质的秋冬药膳

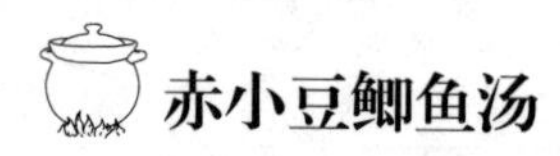

赤小豆鲫鱼汤

原料：新鲜鲫鱼1条，赤小豆90克，另备姜片、盐适量。

做法：鲫鱼去鳞、去内脏后洗净；赤小豆洗净，用清水浸泡；锅中热油，放入姜片、鲫鱼，鲫鱼两面煎黄；加入清水、赤小豆熬制成汤，加盐调味即可。

功效：健脾祛湿。

禁忌：小便清长者禁服。

冬瓜猪骨汤

原料：冬瓜200克，猪骨200克，盐适量。

做法：猪骨切成大段，焯水；冬瓜洗净，削皮，去籽，切成小块；锅内放入猪骨、冬瓜，加入清水，熬制成汤，加盐调味即可。

功效：补中祛湿。

湿热体质的秋冬药膳

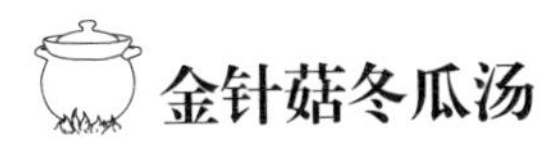

金针菇冬瓜汤

原料：金针菇80克，冬瓜200克，盐适量。

做法：金针菇洗净切段；冬瓜洗净削皮，去籽切块；将金针菇和冬瓜放入锅内，加入清水煮成汤，最后加入盐调味即可。

功效：清热利水。

薏苡仁薄荷绿豆粥

原料：薄荷5克，薏苡仁50克，绿豆20克。

做法：薄荷洗净，水煎，弃渣取汁；薏苡仁、绿豆淘洗干净，放入锅中，加水熬制成粥；加入薄荷汁，再煮两沸。可加白糖调味。

功效：清热祛湿。

禁忌：脾胃寒凉者慎服。

湿热体质的秋冬药膳

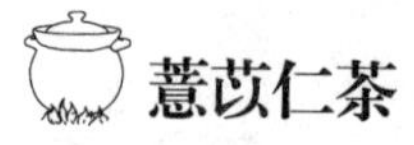

薏苡仁茶

原料：薏苡仁50克。

做法：薏苡仁洗净，沥干水分；干锅烧热，放入薏苡仁，小火烘焙至出香味，取出用开水冲泡饮用。

功效：清热祛湿。

红枣滚芹菜

原料：芹菜500克，红枣20枚，另备姜片、盐适量。

做法：芹菜洗净，切成小段；红枣去核；锅内加清水，放入姜片、红枣，炖煮10分钟；放入芹菜，待水开，放入盐调味即可。

功效：清热祛湿。

湿热体质的秋冬药膳

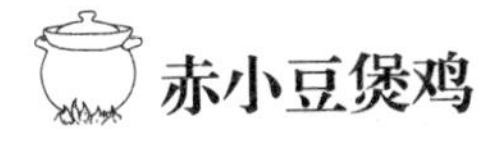

赤小豆煲鸡

原料：母鸡1只，赤小豆90克，另备味精、盐适量。

做法：母鸡去内脏后洗净，将赤小豆塞入鸡腹内，放入锅中，加清水煲汤，熟后加盐、味精调味即可。

功效：补中益气，健脾利湿。

禁忌：小便清长者慎食。

绿豆蒸藕

原料：莲藕1截，绿豆50克。

做法：莲藕洗净去皮，切掉顶端一小段；绿豆泡发，将绿豆塞入藕孔内，盖上切下的藕段，用牙签固定；将莲藕放在蒸锅内蒸熟。可以加盐或糖调味。

功效：清热祛湿。

禁忌：脾胃寒凉者慎食。

◎血瘀体质要注意保暖，多吃山楂和萝卜

血瘀体质特征：肤色晦暗，皮肤干燥，不喜欢寒冷，口唇暗淡，健忘，容易烦闷。

如果一个人皮肤暗淡，身上容易出现紫斑，有局部疼痛的症状，如偏头痛、关节痛等；性格还容易烦闷。那么，这个人可能是血瘀体质。

血瘀体质，简单地说就是体内血液流动不畅。血滋养皮肤，所以血瘀体质的人皮肤多暗淡，容易干燥无光。血堵塞在局部，会造成局部皮肤颜色变深、口唇暗淡等症状。血给人体提供热量，血瘀者容易怕冷。“不通则痛”，血瘀体质的人容易有各种疼痛类型的疾病，如头痛、关节痛等。

秋冬进补，血瘀体质的人可以多吃海参、黑豆、黄豆、海带、紫菜、韭菜、茄子、油菜、洋葱、大蒜、生姜、桂皮、竹笋、白萝卜、胡萝卜、菊花、山楂、绿茶、红糖等。补药方

面，可在医生的诊断下，适当吃三七、川芎、丹参、红花、鸡血藤、益母草等。

一般来讲，活血化瘀的药物，孕妇要禁食。因此，如果有血瘀体质的孕妇，应当找专业的妇产科医生咨询如何调理饮食，不可轻易食用本节介绍的药膳。

“血遇温则行，遇凉则停”，温度低会加重血瘀的症状。血瘀体质的人到了秋冬季节，一定要重视保暖，天气一凉就要增加衣服。出现疼痛的部位，可以在医生的指导下采用热敷的办法缓解。“肝主疏泄”，血瘀体质的人大多肝有问题，因此不能多喝酒。肝“性喜条达”，情绪不好容易影响肝脏的功能，因此，血瘀体质的人要保持开朗的心情。另外要注意，当身体突然出现疼痛、瘀血、胸闷等情况，应当立刻到医院检查，不要随便判断自己属于血瘀体质，以免贻误病情。

血瘀体质的秋冬药膳

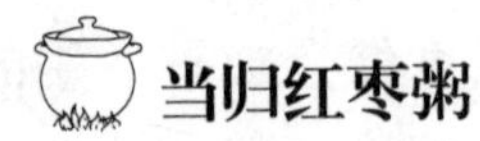

当归红枣粥

原料：当归15克，粳米50克，红枣5枚。

做法：当归用温水浸泡后，加水200毫升，煎至100毫升，取汁去渣；然后再加水300毫升，放入粳米、红枣，熬至黏稠即可。

功效：补血活血。

禁忌：孕妇、月经过多者、大便稀溏者禁食。大量服用当归会有头晕的副作用，一旦出现困倦的现象，要停止服用此药膳。

山楂红糖汤

原料：山楂30克，红糖20克。

做法：将山楂洗净，去核切片，用清水煮熟，加入红糖即可。

功效：补血活血。

禁忌：糖尿病患者禁服。

血瘀体质的秋冬药膳

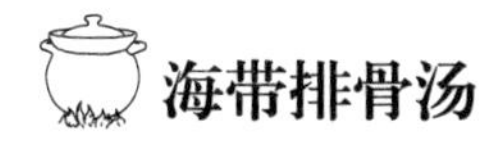

海带排骨汤

原料：海带结100克，排骨500克，另备姜片、料酒、盐适量。

做法：海带结洗净泡发；排骨洗净焯水；锅内放入排骨，加清水、姜片、料酒炖煮约1个小时；煮烂后加入海带结，煮20分钟左右，加适量盐调味即可。

功效：活血补气，清热行水。

当归田七乌鸡汤

原料：乌鸡1只，当归15克，田七5克，另备姜片、盐适量。

做法：乌鸡去内脏后洗净，放入碗中，加当归、田七、姜片和适量盐，再加清水没过乌鸡，盖上盖，上锅隔水蒸3个小时即可。

功效：补血活血，滋养补虚。

禁忌：孕期、女性经期禁食，身体出血、大便稀溏者禁食。当归不宜食用过多，以免产生头晕的副作用。

血瘀体质的秋冬药膳

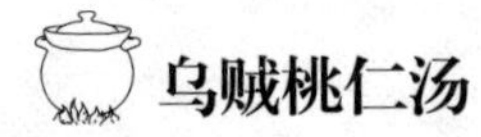

乌贼桃仁汤

原料：乌贼肉250克，桃仁15克，另备料酒、生抽、白糖适量。

做法：桃仁洗净去皮；乌贼肉清洗干净，切条，放入锅中，加桃仁和清水，大火煮沸；加料酒、生抽、白糖调味，小火炖煮熟烂即可。

功效：乌贼有养血的功效，桃仁可以破血行瘀、润燥滑肠。本品有养血调经的功效。

禁忌：孕妇、脾胃虚寒者禁食，高脂血症、高胆固醇症和动脉硬化患者少食、慎食。

赤小豆竹笋汤

原料：赤小豆、绿豆各100克，竹笋50克，盐适量。

做法：竹笋洗净，去皮切块；赤小豆、绿豆洗净；锅内放入赤小豆、绿豆和竹笋，加清水，煮开后转小火炖煮成汤，加盐调味即可。

功效：健脾活血。

血瘀体质的秋冬药膳

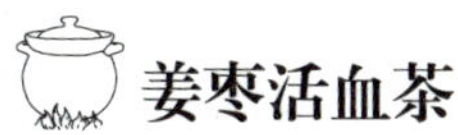

姜枣活血茶

原料：生姜5克，红枣5枚，红糖适量。

做法：生姜洗净，削皮切丝；红枣洗净去核；红枣和姜丝放入锅内，加入清水烧开后，小火炖煮5分钟后加入红糖调味即可。

功效：补血活血。

禁忌：晚上不宜饮用。

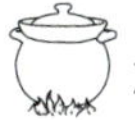

枸杞黑豆粥

原料：黑豆40克，粳米50克，枸杞子2克。

做法：黑豆洗净泡发；粳米、枸杞子洗净；锅中放黑豆、粳米、枸杞子，加入清水，熬制成粥。

功效：益气活血。

禁忌：高血压病、感冒患者禁服。

血瘀体质的秋冬药膳

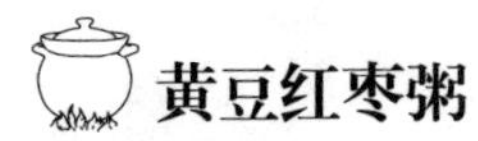

黄豆红枣粥

原料：黄豆50克，红枣10枚，粳米200克。

做法：黄豆泡发；红枣洗净去核；粳米洗净；所有材料一起入锅，加入清水，熬制成粥。

功效：补血活血。

益母草炖鸡

原料：母鸡1只，益母草500克，另备姜片、葱段、盐适量。

做法：母鸡去内脏后洗净，放入锅中，加入清水；益母草用纱布包好，与姜片、葱段一起放入锅内；大火烧开后，转小火炖3小时，至鸡烂时即可出锅，加盐调味即可。

功效：益气活血。

禁忌：益母草不宜长期服用。没有血瘀症状的人不得服用本药膳。益母草不可与其他西药同服，必要时应当咨询医生。孕妇禁服。

◎气郁体质要学会疏导情绪，吃山药莲子安安神

气郁体质特征：体形偏瘦，面色发黄，大便干燥，容易失眠、偏头痛、胸痛，女性容易痛经，性格内向，精神抑郁，敏感多虑。

如果一个人身体瘦弱，精神抑郁，心眼儿小，容易失眠，那么他很可能是气郁体质。

《黄帝内经》云："忧愁者，气闭塞而不行。"心情不好的人容易造成气郁。气堵塞在身体内，就容易导致各种疾病。气堵塞在不同的位置，会有相应的症状出现，比如局部胀痛、胀满。中医认为，"不通则痛"，气郁还会引起局部疼痛，如偏头痛、关节痛等。

由于气运行不畅，身体缺乏滋养，气郁体质的人也容易出现体型偏瘦、精力不足的情况。气郁体质的人大多心情不好，经常叹气，不喜欢阴天。肝主疏泄，气郁的人多肝虚，肝气不

足影响脾胃，还可能出现消化不良的情况。气郁化火，灼伤津液，气郁的人还容易口干舌燥、大便干燥。

气郁的人在秋冬两季，可以多吃小麦、橙子、橘子、洋葱、海带、海藻、红枣、萝卜、包心菜、山楂、玫瑰花、茉莉花等食物。补药方面，可以适当吃何首乌、阿胶、白芍、枸杞子、香附、木香、当归、陈皮、佛手、香橼、柴胡等。

心病还须心药医，气郁体质主要是由于心情郁闷造成的，平时要学会发泄情绪，有心事不要埋在心里，要多和别人交谈。也可以多参加体育锻炼、旅游等活动。

气郁体质的秋冬药膳

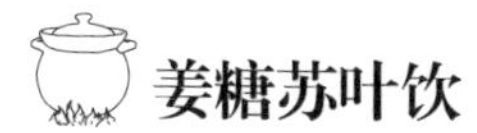

姜糖苏叶饮

原料：生姜3克，苏叶3克，红糖适量。

做法：将生姜和苏叶洗净，切成细丝，放入碗内；加入红糖，用沸水冲泡，盖上盖，焖制10分钟即可饮用。

功效：气郁者体质偏弱，在冬季更容易受寒凉侵袭，食用本品可增强免疫力，发散风寒。

禁忌：发烧、头痛、常感无力且出虚汗者禁服。苏叶不宜长期连续服用。

浮小麦茶

原料：浮小麦30克，茯苓8克，麦冬8克。

做法：将浮小麦、茯苓、麦冬研成细末，用热水冲饮。

功效：浮小麦可安神。本品有养心安神的功效。

禁忌：脾胃虚寒者禁用。

气郁体质的秋冬药膳

百合莲子汤

原料：百合100克，莲子75克。

做法：将百合洗净泡发，莲子洗净去心，放入锅中，加入清水炖煮成汤。

功效：强精补肾，清心安神。

甘草小麦大枣汤

原料：甘草10克，小麦30克，大枣5枚。

做法：大枣洗净去核；将甘草、小麦、大枣一起放入锅中，加600毫升水，煎至300毫升，去渣取汁，分三次温服。

功效：益气安神。

禁忌：浮肿者禁服。

气郁体质的秋冬药膳

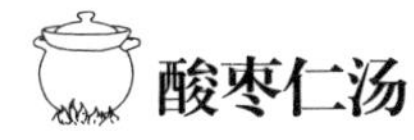

酸枣仁汤

原料：酸枣仁5克。

做法：酸枣仁水煎取汁，睡前饮用。

功效：安神助眠。

桂圆莲子汤

原料：桂圆10克，莲子15克。

做法：莲子去心，和桂圆一起放入锅中，加水适量，熬制成汤。可以加适量白糖调味。

功效：补气养血，安神理气。

禁忌：高血压、感冒患者禁服。上火、口干舌燥、大便干燥者不宜服用。

气郁体质的秋冬药膳

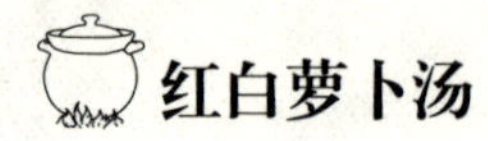

红白萝卜汤

原料：白萝卜250克，红萝卜250克，另备味精、盐适量。

做法：白萝卜、红萝卜洗净，削皮切块，放入锅中，加水炖煮，熟后加盐、味精调味即可。

功效：疏肝理气。

山药冬瓜汤

原料：冬瓜150克，山药50克，盐适量。

做法：冬瓜洗净，削皮去籽，切成小块；山药洗净削皮，切块；将冬瓜和山药放到锅中，加水，水开后小火炖煮30分钟，加盐调味即可。

功效：补气利水。气郁患者体质偏弱，食用本品可补虚损、强体质。

气郁体质的秋冬药膳

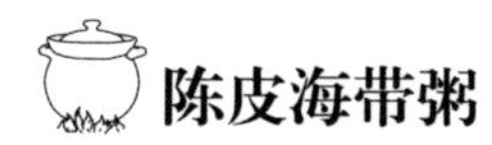

陈皮海带粥

原料：海带200克，粳米200克，陈皮2片。

做法：海带洗净；粳米淘洗干净；将粳米、海带、陈皮放入锅中，加清水熬制成粥即可。

功效：补气养血，理气安神。

禁忌：上火、口干舌燥、大便干燥者慎服。

橘皮粥

原料：粳米100克，橘皮50克。

做法：橘皮研成细末；粳米淘洗干净，加入清水煮成粥；加入橘皮末拌匀即可。

功效：理气调中。

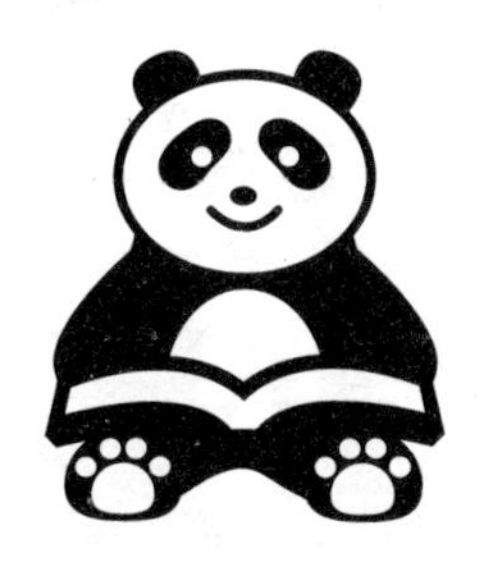

读客®家庭健康必备书

负责任地将“**实用**”“**有效**”“**安全**”的健康知识递到您的手中

什么是“读客家庭健康必备书”？

“读客家庭健康必备书”是读客图书为中国千百万家庭精心打造的保健类优质图书品牌。这个品牌的每一本书、每一个作者，读客都精挑细选，优中选优，只为负责任地将“实用”“有效”“安全”的健康知识递到您的手中。

请记住“读客家庭健康必备书”的3个特点：

1. **实用**：速查速用，方便实惠。
2. **有效**：内容的有效性均受专家审核认定。
3. **安全**：作者医师证向社会公开，受社会监督。

掌握健康知识，呵护全家健康，就读“读客家庭健康必备书”！